# Infarto Cerebral

# Infarto Cerebral

ARMAS - BARRAGÁN - BARZALLO - CHRISTIANSEN - DÍAZ - FLORES - LANDETA - PRUNA - SALAS - SANGURIMA

**IMPORTANTE**

La información aquí presentada no pretende sustituir el consejo profesional en situaciones de crisis o emergencia. Para el diagnóstico y manejo de alguna condición particular es recomendable consultar un profesional acreditado.

Cada uno de los artículos aquí recopilados son de exclusiva responsabilidad de sus autores.

2019 Cuevas Editores,
Diseño de Portada: Isabel Coellar
ISBN: **9781075206962**
Impreso en Ecuador - Printed in Ecuador
Cualquier forma de reproducción, distribución, comunicación pública o transformación de esta obra solo puede ser realizada con la autorización de sus titulares, salvo excepción prevista por la ley.

## ÍNDICE DE AUTORES

### MD. VANESSA MICHELLE BARZALLO PUEBLA
Médico por la Universidad Central del Ecuador
Médico General en funciones Hospitalarias en Hospital Luz Elena Arizmendi de Nueva Aurora de Ministerio de Salud Pública.
*ICTUS, estadísticas*

### MD. KAREN PAOLA BARRAGÁN ARIAS
Médico por la Universidad Central del Ecuador
Médico General Centro de Especialidades Medicas AMEDIC&CAL
*Factores de Riesgo y Prevención de ICTUS*

### MD. FERNANDA CHRISTIANSEN AYALA
Médico por la Universidad de las Américas
Médico general en funciones hospitalarias del Hospital San Francisco del Instituto Ecuatoriano de Seguridad Social
*Causas y clasificación de ICTUS*

### MD. GABRIELA VANESSA FLORES MONAR
Médico por la Universidad Central del Ecuador
Médico general en funciones hospitalarias del Hospital San Francisco del Instituto Ecuatoriano de Seguridad Social
*Reconocimiento temprano de signos y síntomas de ICTUS*

### MD. SILVIA ELIZABETH LANDETA IZA
Médico por la universidad Central del Ecuador
Médico general en funciones hospitalarias del Hospital San Francisco del Instituto Ecuatoriano de Seguridad Social
*Cadena de auxilio - orden de sistemas de atención*

### MD. ANA GABRIELA SANGURIMA ROBALINO
Médico por la Universidad Central del Ecuador
Médico general de primer nivel de atención del Centro de Salud Fray Bartolomé de Las Casas
*Periodos críticos de tiempo recomendados para actuar ante un ICTUS*

### MD. VANESSA ELIZABETH ARMAS LEMA
Médico por la Universidad Central del Ecuador
Médico Rural del Centro de Salud de San Buenaventura
*Atención general, evaluación y estabilización general de ICTUS*

### MD. SAMANTHA RASHELL DÍAZ MUÑOZ
Médico por la Universidad Central del Ecuador
Médico Rural del Centro de Salud Dikaro - P. N. Yasuní - Fco. de Orellana
*ICTUS - Tomografía Computarizada*

### MD. TERESA ALEJANDRA SALAS HAAS
Médico por la Universidad Central del Ecuador
Médico general en funciones hospitalarias del Hospital Pediátrico Baca Ortiz
*Tratamiento de ICTUS*

### MD. LISBETH JULIANA PRUNA VERA
Médico por la Universidad Laica Eloy Alfaro
Médico general en funciones hospitalarias del Hospital San Francisco del Instituto Ecuatoriano de Seguridad Social
*Secuelas post-ICTUS Rehabilitación*

## ÍNDICE

1. ICTUS  13
*Vanessa Barzallo*

2. Factores de Riesgo  27
*Karen Paola Barragán*

3. Causas y Clasificación  37
*Fernanda Christiansen Ayala*

4. Reconocimiento temprano de signos y síntomas de ICTUS  47
*Gabriela Flores*

5. Cadena de auxilio, orden de sistemas de atención  55
*Elizabeth Landeta*

6. Periodos críticos de tiempo recomendados para actuar ante un ICTUS  61
*Ana Gabriela Sangurima*

7. Atención General, evaluación y estabilización iniciales de ICTUS  67
*Vanessa Armas*

8. ICTUS - Tomografía computarizada  81
*Rashell Diaz*

9. Tratamiento  93
*Teresa Salas*

10. Secuelas físicas tras un infarto cerebral  105
*Lisbeth Pruna*

# 1. ICTUS, ESTADÍSTICAS
*MD. Vanessa Michelle Barzallo Puebla*

## ¿Qué significa ICTUS ?

Daremos a conocer brevemente el significado de ICTUS para empezar a entender esta patología que hoy en día nos aqueja . El término ICTUS viene a sustituir a todos aquellos términos que han hecho historia en nuestro acervo cultural para referirse a la brusca obstrucción de un vaso sanguíneo cerebral (trombosis, embolia), a su rotura (derrame) o a ambas (apoplejía) los cuales veremos mas adelante.(Mateos,2019)

## Introducción

El ICTUS como tal tiene un gran impacto en nuestra sociedad, sin embargo, es difícil abordarlo porque para la gran mayoría no tiene conocimiento de cómo detectarlo a tiempo y optimizarlo prudencialmente en el que se podría evitar una discapacidad severa o incluso hasta la muerte del mismo. (Garcia, 2018).

En la actualidad en el país es la segunda causa de muerte de la población generalmente con predominio del genero masculino y es también la primera causa que produce discapacidad y que en estos días generan un costo alto para los servicios sociales y sanitarios, además de que afecta el núcleo familiar como tal ya que existe una demanda de tiempo y recursos en el que no toda la sociedad está capacitada, ni preparada para afrontar la consecuencia de tener un integrante de la familia en esa condición.

Desde que se determinó como tal esta alteración clínica patológica, se asociado como una connotación de mal pronóstico y que crea secuelas irreparables para las personas que se han enfrentado a este evento cerebrovascular. (Garcia, 2018).

Sin embargo, el objetivo es dar a conocer como en un cambio importante de las acciones de prevención, así como que se debe hacer, el manejo de los pacientes, y sobre todo optimizar el tiempo de actuación ante el evento puede lograr una disminución de la mortalidad y las secuelas de dicha enfermedad.

Posiblemente, lo más interesante de este cambio importante a realizar es que no viene asociado con la aparición de fármacos mucho más efectivos para la patología como tal, sino que se trata de incentivar a la comunidad para proporcionar una fórmula de organización y atención primaria para mantener un mejor pronostico del paciente.

Es importante informar cómo se puede prevenir un accidente cerebro vascular, la propuesta de generar un plan integral de las actuaciones en el evento, así como también adquirir información de puntos clave , como son los factores de riesgo, signos y síntomas de alarma, para así evitar un mal pronóstico, y entender cómo vamos a disponer de una buena coordinación entre una atención propicia extrahospitalaria que asegure una recuperación posterior optima del paciente, que son de vital importancia para minimizar las posibles secuelas que desencadena dicho evento ,y trabajar en equipo para la activación del llamado código ICTUS antes de su atención intrahospitalaria . (OMS, 2013)

Entonces queremos dar a conocer este escrito como una iniciativa para la comunidad que sea un instrumento que logre un progreso de la salud y una atención dirigida hacia las personas que han padecido un ICTUS.

## Reseña Histórica de ICTUS

Todo empieza en la comunidad de Cataluña en donde se descubrió la neurología clínica aproximadamente hace un siglo atrás, y su importancia hacia el paciente neurológico, que durante el siglo XIX y XX, las personas que presentaban ICTUS y acudían a unidades de salud (hospitales), eran exclusivamente indigentes o varias personas de recursos económicos limitados, ya que comúnmente las personas que presentaban esta patología eran atendidos por su médico de cabecera en su domicilio pero en estos días el denominado ICTUS representa el más claro ejemplo de una urgencia en el área de salud hospitalaria. (Arboix, Fabregas, Martí-Vilalta, 2013).

En el siglo XIX y XX, para tratar esta patología no existían los recursos suficientes , y se disponía de, purgantes, como una forma de retirar lo que afecta negativamente al organismo, sedantes y probablemente estimulación galvánica que era propicia para un efecto analgésico mediante electrodos, estas eran todas las opciones terapéuticas disponibles de aquella época, en ese entonces se estimaba una mortalidad por ICTUS que superaba el 50% pero en la actualidad se estima una mortalidad por ICTUS con menos del 15%

La presión arterial sistólica fue factible medirla gracias al reconocido equipo que fue creado por Riva Rocci en el año 1896, utilizando un estetoscopio, korotkoff en el año de 1905 publica la pauta para la medición de la presión diastólica (Arboix et al. 2013).

Al inicio del siglo XX se genero estudios iniciales que relacionaba la hipertensión arterial con la ateroesclerosis y que en los años treinta es cuando se describe una estrecha relación entre hipertensión arterial e ICTUS.

Al final de los años cincuenta por primera vez se comprueba la eficacia de la detección de signos de alarma así como también el tratamiento farmacológicos con hipotensores para evitar los trastornos circulatorios cerebrales. (Arboix et al. 2013)

Haciendo una comparación de los datos históricos, hace mas de cien años la patología ICTUS se presentaba a cortas edades, porque en aquella época había una disminución de la esperanza de vida no se podía ver ICTUS en pacientes de edades avanzadas es decir (85 años aproximadamente).

**Concepto**
El vocablo (ICTUS) viene del latín *ico* que significa (golpe) y se encontraba descrita como ataques bruscos, súbitos e imprevistos, de una dolencia.

ICTUS o también llamado Accidente Cerebro vascular hace referencia a una manifestación de una alteración y por ende un déficit neurológico agudo, brusco, inesperado, focal o global que puede suceder, por la interrupción súbita del flujo sanguíneo, obstrucción, o ruptura de un vaso sanguíneo a una zona específica del cerebro que puede ser transitoria o permanente.

Ya que debido a cierta ruptura u obstrucción, en una zona determinada del cerebro, no obtiene el flujo de sangre , oxigeno y glucosa que necesita para su funcionalidad, y como consecuencia a ello las células nerviosas del cerebro mueren al transcurrir un periodo de tiempo que puede ser corto como minutos. (AHA,2016).

Dentro de los conceptos para definir ICTUS se encuentra tres particularidades que nos hablan de esta alteración como trombosis, embolia, derrame, pero no hay que confundir que son causas que se producen para clasificar al ICTUS por lo cual se define brevemente para tener conceptos claros de los cuales se hablara en los siguientes capítulos. (Renu, Chamorro, Urra, 2018).

**Trombosis**
Se define como una formación de un coágulo en la capa intima del vaso sanguíneo y que en algunos casos , al hablar de ICTUS ocurre esta formación en una arteria y en una vena cerebral.

**Embolia**
Se define como una oclusión de un vaso sanguíneo por un coágulo, pero que pudo haberse formado en otra zona del cuerpo como en el corazón o sobre una placa de ateroesclerosis de una arteria próximal.

**Derrame**
Se define como una hemorragia cerebral, en la cual surge como el problema primordial la ruptura del vaso sanguíneo que hace que la sangre salga del mismo, y como consecuencia oprima las estructuras contiguas del cerebro .Así como también se conoce como ICTUS un sinónimo de apoplejía pero es un síndrome neurológico de inicio súbito que compromete la actividad cerebral y un cierto nivel de parálisis muscular, que es ocasionado por un trastorno netamente vascular del cerebro que son los anteriores ya descritos
Para definir las clases de Accidente Cerebro Vascular debemos tener

claro las diferencias entre una vena y una arteria: (Renu, et al.2018)

Las arterias son vasos sanguíneos que trasladan la sangre con oxigeno desde el corazón hacia los tejidos, a diferencia que las venas son vasos sanguíneos que trasladan la sangre sin oxígeno desde los capilares hacia el corazón.

**Accidente Cerebro Vascular Isquémico**
Es el más característico, estudiado y que se han reportado más casos con un porcentaje de 87% de todos los accidentes cerebrovasculares y que esta originado netamente por la obstrucción de una arteria en una región del cerebro (Renu, et al.2018).

**Accidente Cerebro Vascular Hemorrágico.**
Es menos frecuente representa el 13% de todos los accidentes cerebrovasculares y que esta originado cuando un vaso sanguíneo del cerebro se rompe una forma brusca e inesperada en el tejido contiguo.

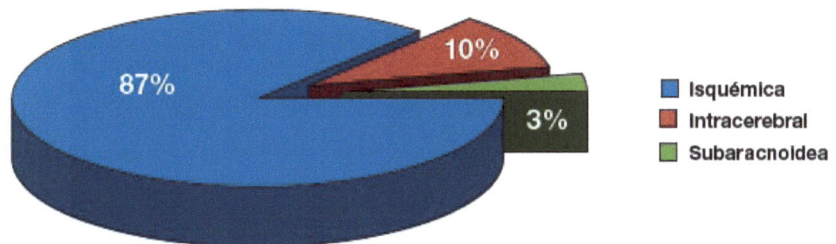

*Figura I*. Tipos de ACV. El 87% son isquémicos candidatos para tratamiento fibrinolíticos, El 13% de ACV son hemorrágicos y en su gran mayoría pueden ser intracerebrales. Fuente (AHA,2016).

Describiendo las principales causas o factores de riesgo que se vera mas adelante detalladamente se describen brevemente las principales para introducirnos al tema.

Las patologías cerebrovasculares provocan secuelas de invalidez ,discapacidad y demencia en el adulto.
Existen factores que aumentan las posibilidades de ser propenso a un

riesgo, y que no son modificables (edad, historia clínica familiar, raza, sexo), pero la mayor parte de los factores podrían desencadenar riesgos de padecer esta patología pueden ser tratados, cambiados o modificados que se nombran brevemente.

**Edad** 55 años en adelante tienen un riesgo aumentado de padecer ICTUS, sin embargo, las personas jóvenes también están vulnerables de padecerlo.

**Sexo** En esta patología no hay predominio por un género, no tiene preferencia por un género, se pueden presentar en ambos sexos. (OMS, 2013)

**Perfil demográfico y socioeconómico**
(1) Pirámide de población (2011)

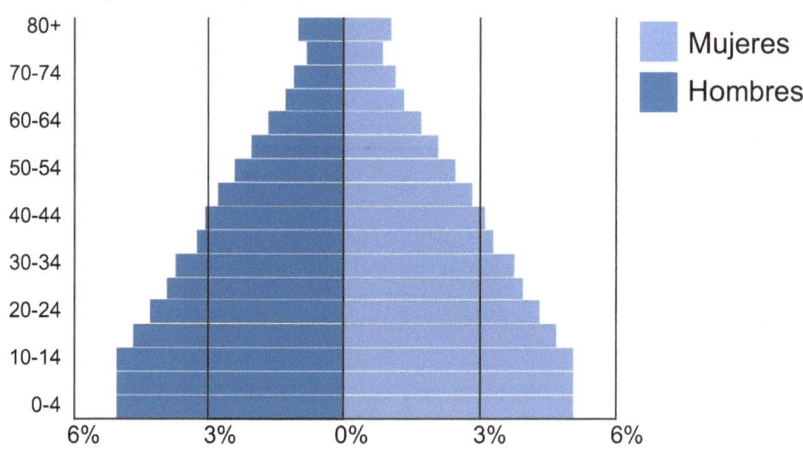

(2) Población total (2011): 14.666.055
(3) Porcentaje de población de 30 a 69 años (2011): 38,7
(4) Esperanza de vida al nacer (años) (2013):
    Total: 76,5  Hombres: 73,7  Mujeres: 79,4
(5) Población alfabetizada (15 años o más) (%) (2011): 91,6
(6) Ingreso nacional bruto (2012)
    Valor actual (U$$ por capital): 5.190
Valor por paridad del poder adquisitivo (dólares internacionales): 9.590

*Figura II* Situación de Salud en las Américas: Indicadores Básicos. Fuente: (OMS, 2013)

## Mortalidad prematura por enfermedades cardiovasculares (2011)
Hombres (30 a 69 años)

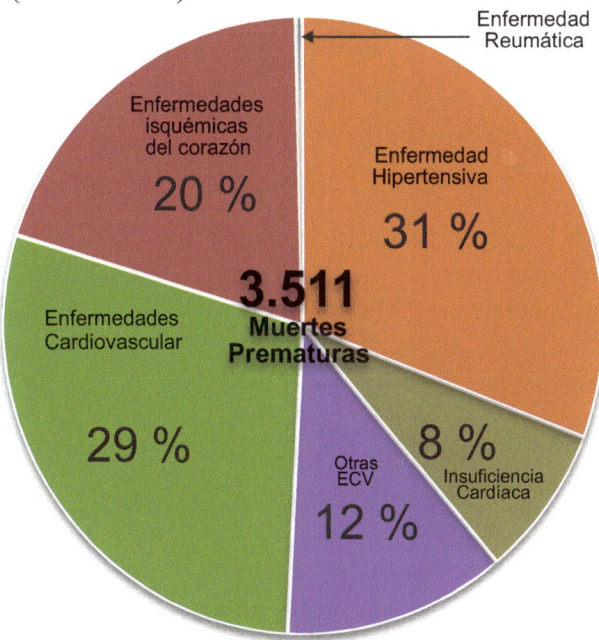

Mujeres (30 a 69 años)

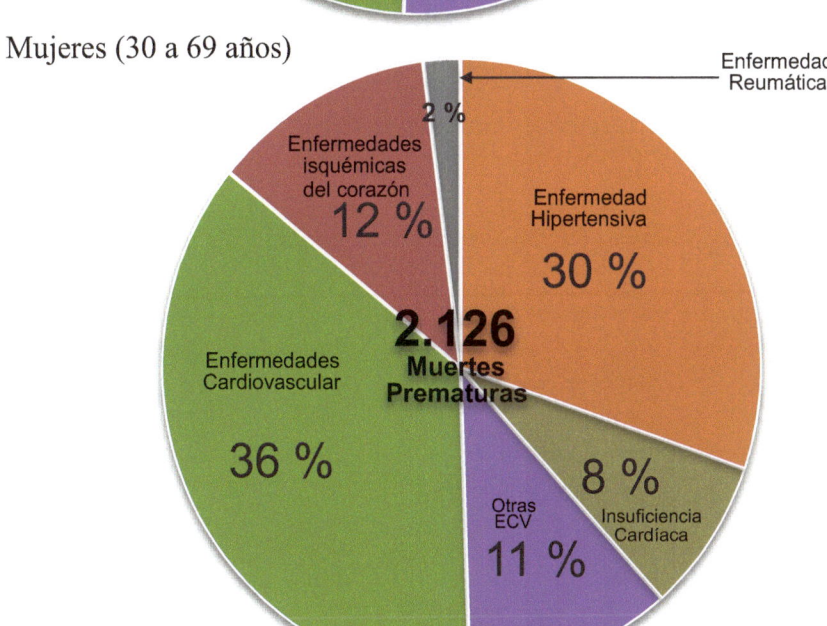

*Figura III* Enfermedades no transmisibles; ECV: Enfermedades cardiovasculares. Fuente: (OMS, 2013)

Otra de las causas que se consideran comunes es la herencia familiar y raza que predisponen a sufrir esta patología, que es más alto si una de las personas dentro de un entorno familiar es decir tengan parentescos directos lo ha padecido. (OMS, 2013)

Otro factor predisponente es de haber sufrido un ICTUS en los últimos meses, ya que aumentan considerablemente las posibilidades de padecer otro.

**Presión sanguínea** al tener presión sanguínea elevada se sabe que es el factor de riesgo que más predice el ICTUS y que están relacionado con otros riesgos que dependen mucho del mencionado, y la evidencia de instaurar tratamiento para esta patología es la clave para la disminución del numero de muertes por ICTUS.

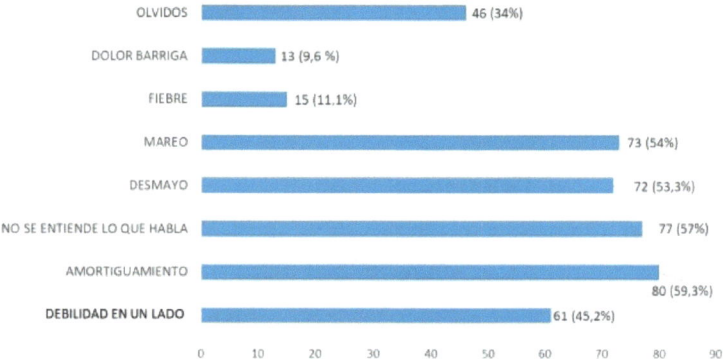

*Figura IV* Expresión clínica del ICTUS isquémico. Se presentan las manifestaciones de un ICTUS isquémico sumado a otros síntomas no relacionados. Fuente: (Rivero, 2018)

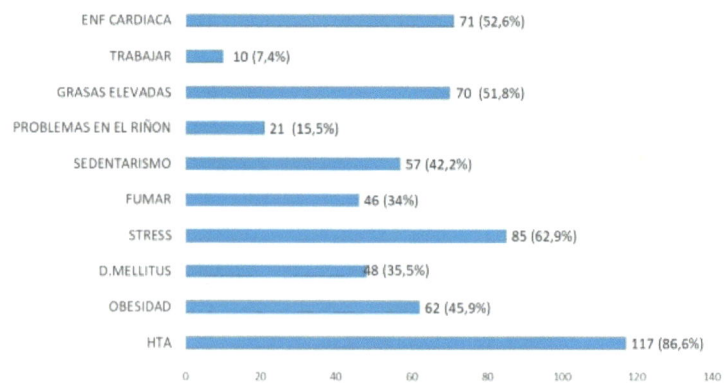

*Figura V* Reconocimiento de Factores de riesgo. Fuente: (Rivero, 2018)

## Estadísticas en el Ecuador

De acuerdo al Instituto Nacional de Estadística y Censo (INEC) en su sitio web, en el año 2017 se registraron 4300 muertes debido a ECV (CIE-10: I60-I69) siendo esta, la segunda causa de muerte en el Ecuador en la población general, por detrás de las enfermedades isquémicas del corazón .

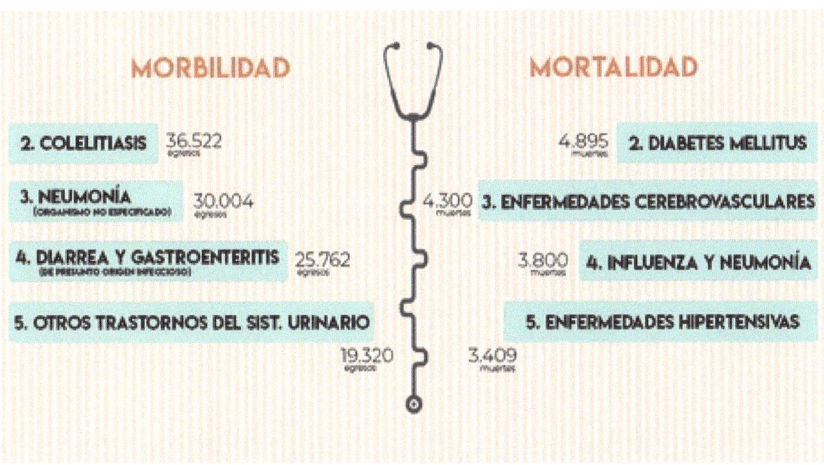

Figura II. INEC, año 2017 , defunciones 2017, Recuperado de www.ecuadorencifras.gob.ec/web-inec

Dentro de la enfermedad cerebro vascular en el Ecuador en los últimos 25 años se ha utilizado un análisis de mortalidad, realidad actual y recomendaciones" se realiza un estudio retrospectivo de los datos poblacionales disponibles en el INEC a pesar de que su base es netamente descriptiva y se trata de los datos obtenidos "purgando" otras causas mal definidas y no especificadas de mortalidad (CIE-10: R88-R99) para no entorpecer en el análisis, sus resultados apuntan a la enfermedad cerebro vascular como una las primeras causas de mortalidad desde el año de 1990. Es importante catalogar la probable existencia de registros de investigación y la exactitud al momento de definir un diagnóstico en los certificados de defunción hace dos décadas. (INEC,2017)

Un estudio de la incidencia y el indicador de letalidad sería de gran importancia ya que podría explicar mejor como se manifiesta la enfermedad cerebro vascular en el Ecuador, sin embargo hay que tener en cuenta que los registros de morbilidad no proveen información sobre como suceden las primeras consultas y las consultas subsecuentes, hallando un sesgo en los registros que podrían maximar los resultados.

Cabe recalcar el tipo de medidas primarias y secundarias que el Ministerio de Salud Pública a modificado como prevención y que han influenciado como un margen positivo en los resultados adquiridos, basado en cierto control de enfermedades no transmisibles.( INEC,2017)

# BIBLIOGRAFÍA

*1.Renu,A.,Chamorro,A.,Urra,J.,(2018).ICTUS.Recuperado de : https://portal.hospitalclinic.org/enfermedades/ictus/*
*2.Arboix1,A. Fabregas,M.G., Martí-Vilalta,J.L.,(2013). Los ictus a finales del siglo XIX y principios del siglo XX: una aproximación clínica y terapéutica. Recuperado de http://nah.sen.es/vmfiles/abstract/NAHV1N120136_11ES.pdf*
*3.INEC.(2017).Estadisticas de Infografias de mortalidad. Recuperado de: http://www.ecuadorencifras.gob.ec/estadisticas/*
*4.AHA.(2016).Soporte vital cardiovascular avanzado.Recuperado de: https://ebooks.heart.org/es/epubreader/libro-del-proveedor-de-svcaacls-en-versin-electrnica.*
*5.Garcia,G.J.,(2018). La Enfermedad Cerebrovascular en Ecuador.(27), 7.Recuperado de: http://scielo.senescyt.gob.ec/pdf/rneuro.*
*6.OMS. (2013). Perfil de enfermedades cardiovasculares. Recuperado de: https://www.paho.org/hq/dmdocuments/2014/ECUADOR-PERFIL-ECV-2014.pdf.*

## 2. FACTORES DE RIESGO
*MD. Karen Barragán Arias*

# FACTORES DE RIESGO PARA ENFERMEDAD CEREBROVASCULAR

Ciertas afecciones y situaciones pueden aumentar el riesgo de sufrir un accidente cerebrovascular. Según la American Stroke Association existen algunos factores de riesgo que son tratables (factores de riesgo modificables) que en situaciones con el cambio del estilo de vida y medicamentos se puede disminuir el riesgo, y otros factores que no se los puede cambiar (factores de riesgo no modificables) que aumentan la probabilidad de sufrir un ICTUS.

## Factores de riesgo no modificables
### Edad
El accidente cerebrovascular puede presentarse a cualquier edad, sin embargo las personas mayores de edad tienen un riesgo más alto de sufrir un ICTUS que la población en general. Después de los 55 años de edad el riesgo de sufrir un accidente cerebrovascular tanto isquémico como hemorrágico se duplica. En las personas mayores de 65 años tienen un riesgo siete veces mayor que la población en general (Llibre et al., 2014).

### Género
Los hombres tienen un mayor riesgo de ICTUS que las mujeres. Sin embargo, esta relación se invierte en las personas mayores de 65 años debido a la mayor esperanza de vida de las mujeres. (Llibre et al., 2014).

### Raza y etnia
Las personas afro descendientes tienen un riesgo más elevado para sufrir un accidente cerebrovascular. Y este riesgo aumenta si además el paciente padece hipertensión arterial, diabetes u obesidad.

### Accidente cerebrovascular previo
El riesgo se incrementa con la existencia de episodios previos e historia familiar de ICTUS en padres, abuelos o hermanos. Si la herencia es paterna, el riesgo se multiplica por 2,4 y si es maternal se reduce a un 1,4. Mientras que la probabilidad de sufrir un ICTUS aumenta hasta un 60% si se tiene algún hermano que haya sufrido un ICTUS (Rodríguez et al., 2018).

## Factores de riesgo modificables
Los factores de riesgo modificables se pueden encontrar en pacientes de todas las edades. Sin embargo, la presentación de cada uno de ellos varía de acuerdo a la edad de las personas. La hipertensión, la enfermedad cardiaca y la diabetes mellitus son factores de riesgo más comunes en las personas de mayor edad; mientras que, en pacientes jóvenes los factores de riesgo más comunes son la dislipidemia y el tabaquismo. (AHA, 2017).

## Hipertensión
La presión sanguínea alta es el factor de riesgo más importante para el accidente cerebrovascular porque es la causa principal del accidente cerebrovascular. Una presión sistólica de 120 mm de Hg sobre una presión diastólica de 80 mm de Hg se considera generalmente normal. Una presión sanguínea elevada persistentemente mayor de 140 sobre 90 conduce a un diagnóstico de hipertensión. Las personas con hipertensión tienen un riesgo de accidente cerebrovascular de cuatro a seis veces más elevado que las personas que no tienen hipertensión (AHA/ASA, 2014).

## Enfermedad cardiaca
Es el segundo factor de riesgo más importante. La cardiopatía coronaria y la insuficiencia cardiaca duplican el riesgo de la enfermedad cerebrovascular. La fibrilación auricular es un factor de riesgo de ICTUS especialmente en mayores de 75 años. La insuficiencia cardiaca si se asocia con fibrilación auricular, los factores de riesgo se potencian hasta 6 veces. La identificación de hipertrofia cardiaca aumenta cerca de cuatro veces el riesgo de presentar la enfermedad.

Las prótesis de válvulas cardiacas mecánicas presentan un riesgo alto de trombosis, mientras que las biológicas presentan un riesgo inferior (AHA/ASA, 2014).

## Diabetes Mellitus
La diabetes es otra enfermedad que aumenta el riesgo de una persona de sufrir un accidente cerebrovascular. Las personas con diagnóstico de diabetes tienen tres veces el riesgo de un accidente cerebrovascular que las personas que no tienen diabetes. Además, La DM demostró ser un predictor de estadía hospitalaria prolongada y discapacidad en pacientes con ICTUS (Fernández et al., 2012).

## Tabaquismo
El consumo de cigarrillos aumenta el riesgo de una persona de sufrir un accidente cerebrovascular al promover la arteriosclerosis a causa del daño y obstrucción de los vasos sanguíneos por sustancias como la nicotina y el monóxido de carbono de los cigarrillos (Markidan et al., 2018).

En el Framingham Heart Study se indicó que los grandes fumadores (>40 cigarrillos/día) tienen dos veces más probabilidades de presentar una trombosis en comparación con los fumadores ligeros (1-10 cigarrillos al día). La combinación de tabaquismo y uso de anticonceptivos orales incrementa el riesgo para presentar la enfermedad (Boehme et al, 2017).

## Niveles de colesterol elevados en sangre
Las personas que presentan dislipidemia, es decir altos niveles de lípidos (colesterol, triglicéridos o ambos) en sangre, aumentan de forma significativa la probabilidad de sufrir un ICTUS. Grandes cantidades de colesterol en la sangre pueden acumularse y causar coágulos de sangre, lo que lleva un riesgo elevado de sufrir un ICTUS (AHA, 2018)

## Inactividad Física - Obesidad
La inactividad física o sedentarismo en tiempos prolongados aumenta en un 2,4 la probabilidad de padecer un ICTUS. La falta de actividad deportiva conlleva al sobrepeso y obesidad. Existe una asociación estrecha entre obesidad y mayor riesgo de ICTUS es especial el patrón de obesidad central, que se caracteriza por depósitos de grasa abdominal.

## Consumo elevado de alcohol
Otro factor de riesgo modificable para el accidente cerebrovascular es el consumo de alcohol en cantidades elevadas. Esto se relaciona debido a que la ingesta de alcohol tiene efectos sobre otros factores como por ejemplo en la tensión arterial incrementando la presión sanguínea (Rodríguez et al., 2018).

## Trastornos de la sangre
La anemia de células falciformes, este tipo de anemia aumenta el riesgo de enfermedad cerebrovascular dado que las células falciformes se adhieren a las paredes de los vasos sanguíneos bloqueando la luz de las arterias (ASA, 2017).

## Uso de drogas
Drogas como la cocaína, anfetaminas y heroína se relacionan a un elevado riesgo de sufrir un accidente cerebrovascular, esta causa afecta

especialmente a jóvenes en edad adulta. La cocaína reduce la presión sanguínea y puede interactuar con otros factores de riesgo, tales como la hipertensión, la enfermedad cardíaca y la enfermedad vascular desencadenando un ictus (ASA, 2017).

**Apnea del sueño.**
La relación apnea del sueño e ICTUS, como entidades muy prevalentes en la población general adulta. Por observaciones clínicas que apuntan al hecho de que, al igual que la enfermedad coronaria, una gran parte de presentación de ICTUS se producen durante las últimas fases del sueño o en las primeras horas de la mañana.

Por otro lado varios estudios no solo confirman que existe asociación, sino que además puede ser de tipo causal (Muñoz & Ramos 2007).

**Medidas de prevención para enfermedad cerebrovascular**
Lo más importante que debemos conocer y tener en cuenta en nuestro día a día es que la prevención es vital para evitar un episodio de ICTUS.

Ciertos avances tecnológicos han logrado progresos en técnicas de diagnóstico y manejo de pacientes con enfermedad cerebrovascular, sin embargo no se cuenta con la terapia definitiva que logre disminuir la incidencia de esta enfermedad, por lo que el primer paso para prevenir un ICTUS es cambiar o mantener un adecuado control de los factores de riesgo.

Se recomienda la monitorización y el control más estricto de los factores de riesgo vascular en las personas con factores de riesgo no modificables, en especial en pacientes de edad avanzada y con antecedentes familiares de ICTUS (Boehme, 2017) (AHA/ASA, 2014).

Podemos prevenir el ICTUS (prevención primaria) o su repetición (prevención secundaria) actuando sobre los factores de riesgo modificables.

La prevención primaria, por tanto, está enfocada en identificar y manejar los factores de riesgo con estrategias no farmacológicas y cambios en el estilo de vida.

La mejor manera de ayudar a prevenir un accidente cerebrovascular es consumir una dieta saludable, hacer ejercicio regularmente y evitar fumar y beber demasiado alcohol (Donnell et al., 2010).

**Dieta**
Una dieta poco saludable puede aumentar sus posibilidades de sufrir un derrame cerebral, ya que puede aumentar su presión arterial y sus niveles de colesterol. Generalmente se recomienda una dieta baja en grasa y alta en fibra, que incluye muchas frutas y verduras frescas (5 al día) y cereales integrales. (AHA/ASA, 2014).

**Ejercicio**
Combinar una dieta saludable con ejercicio regular es la mejor manera de mantener un peso adecuado. El ejercicio habitual también puede ayudar a reducir el colesterol y mantener la presión arterial dentro de parámetros normales. Para la mayoría de las personas, se recomiendan todas las semanas por lo menos 150 minutos (2 horas y 30 minutos) de actividad aeróbica de intensidad moderada, como montar en bicicleta o caminar rápido.

Si se le ha diagnosticado una afección conocida por aumentar su riesgo de accidente cerebrovascular, asegurarse de que la afección esté bien controlada también es importante para ayudar a prevenir los accidentes cerebrovasculares. El tratamiento de la hipertensión es posiblemente la intervención más importante para la prevención del ictus (AHA/ASA, 2014).

# BIBLIOGRAFÍA

1. American Stroke Association.. (2018 October 18). *Stroke Risk Factors You Can Control, Treat and Improve*. 2019 MAYO 1, de American Heart Association guidelines. Sitio web: https://www.strokeassociation.org/en/about-stroke/stroke-risk-factors/stroke-risk-factors-you-can-control-treat-and-improve

2. American Stroke Assosiation. (2017). *Risk Factors for Stroke*. 2019 May 2, de American Heart Assosiation / American Stroke Assosiation Sitio web: www.strokeassociation.org

3. American Stroke Association.. (2014 October 18). *Factors Influencing the Decline in Stroke Mortality A Statement From the American Heart Association/ American Stroke Association*. 2019 MAYO 1, de American Heart Association guidelines. Sitio web: https://www.ahajournals.org/doi/full/10.1161/01.str.0000437068.30550.cf?url_ver=Z39.88-2003&rfr_id=ori:rid:crossref.org&rfr_dat=cr_pub%3dpubmed

4. Boehme, A., Esenwa, Ch., & Elkind, M.. (2017 February 3). Stroke Risk Factors, Genetics, and Prevention. *Circulation Research*, 120, 472-482.

5. Cabrera, J.. (2014 ). Factores de Riesgo y enfermedad cerebro vascular . *Revista Cubana Angiologia* , 15, 28-32.

6. Fernández, O., Buergo, M., & López, M.. (2012). Diabetes mellitus y riesgo de ictus . *Revista Cubana de Neurologia y Neurocirugia*, 2, 56-60.

7. Llibre, J., Valhuerdi, A., & Fernandez, C.. (2015). Incidencia y factores de riesgo de ictus en La Habana y Matanzas, Cuba. *Sociedad Española de Neurología*, 30, 488-495.

8. Muñoz, R, & Ramos,C.. (2007 June). Sleep apnea-hypopnea syndrome and stroke. *Anales del Sistema Sanitario de Navarra*, 30, 97-103.

9. Markidan, J., Cole, J., Cronin, C., & Merino, J.. (2018 May 1). Smoking and Risk of Ischemic Stroke in Young Men. *STROKE American Heart Association*, 49, 1276-1278.

10. Donnell, J., Lisheng, D., & Lim, S., . (2010 July). Risk factors for ischaemic and intracerebral haemorrhagic stroke in 22 countries (the INTERSTROKE study): a case-control study. *The Lancet*, 376, 112-123.

11. Rodríguez, O., Pérez, L., Carvajal, Nayvi., Jaime, L., Ferrer, V., & Ballate,O. (2018 February 2). Factores de riesgo asociados a la enfermedad cerebrovascular en pacientes del Policlínico "Marta Abreu". *Acta Medica del Centro*, 12, 148-155.

## 3. CAUSAS Y CLASIFICACIÓN
*MD. Fernanda Christiansen Ayala*

## CAUSAS Y CLASIFICACION DE ICTUS

Así como la enfermedad cerebrovascular tiene varios efectos, también tiene varias causas; por lo que en este capítulo trataremos sobre las causas que la ocasionan y su clasificación para poder entender de mejor manera cuál es el origen.

El cerebro es el que controla todas las acciones que realizamos a diario, por lo que por cualquier motivo o causa si alguna de sus áreas deja de recibir oxígeno a través del riego sanguíneo, se verá afectada en sus funciones, dependiendo de donde se encuentre localizada la lesión. (NSA, 2018)

Existen varias formas de presentación de la enfermedad cerebrovascular, sin embargo para simplificarlo y poder entender de mejor manera, se ha clasificado al ICTUS según su naturaleza en dos grandes grupos: enfermedad cerebrovascular isquémica y enfermedad cerebrovascular hemorrágica, de allí derivan otros subtipos.

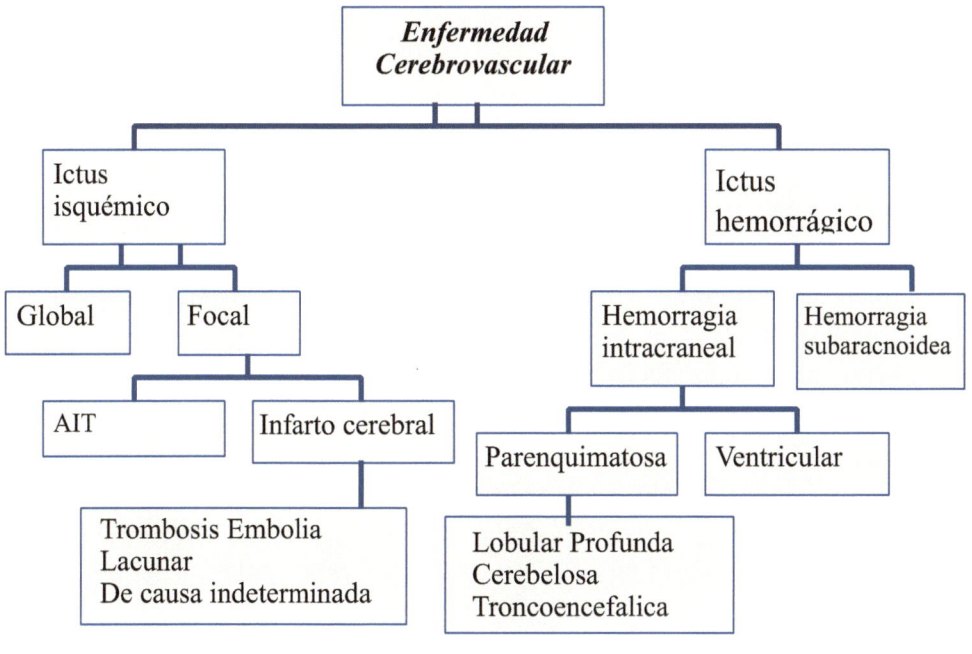

Imagen 1
Adaptado de: Díez-Tejedor E, et al, 2006.

## Ictus isquémico

En este grupo circunscriben todas las alteraciones del encéfalo secundarias a algún trastorno de aporte sanguíneo hacia el cerebro.

La enfermedad cerebrovascular isquémica o ICTUS isquémico, es la obstrucción de un vaso sanguíneo que nutre a cualquier área del cerebro, dando como resultado la disminución del flujo sanguíneo. Este tipo de enfermedad cerebrovascular representa alrededor del 87% de todos los accidentes cerebrovasculares. (ASA, 2019)

En relación al porcentaje del daño o lugar de la lesión, se expone que un accidente cerebrovascular isquémico puede producirse de forma localizada, es decir la afectación se da en una zona específica del cerebro, o también puede producirse de manera global, es decir la afectación se da en todo el parénquima cerebral. Se reconocen dos tipos de isquemia cerebral localizada o focal: el ataque isquémico transitorio (AIT) y el infarto cerebral como tal (Hackman, 2007).

Un ataque isquémico transitorio, es definido como un episodio transitorio de deterioro neurológico menor a 24 horas y que típicamente y en la mayoría de casos dura menos de una hora, es causado por isquemia en alguna zona del cerebro o médula espinal, sin evidencia de infarto agudo de la arteria en exámenes de imagen (Gonzalez, 2016).

Por otro lado, es preciso conocer que al hablar de obstrucción estamos haciendo referencia a la presencia de uno o más coágulos dentro del vaso sanguíneo que impide la circulación de sangre a través del mismo, es decir un infarto cerebral, que provoca una falta de riego sanguíneo a las células cerebrales y que deja una lesión cerebral permanente. Estos coágulos se forman generalmente por el depósito gradual o progresivo de grasa en la pared del vaso sanguíneo, esta condición se conoce como arterioesclerosis (ASA, 2019).

La arterioesclerosis como causa del ICTUS isquémico, presenta una sub división en cuanto a su mecanismo, desde allí se conocen tres tipos de obstrucción, trombosis cerebral, embolismo cerebral e infarto hemodinámico.

La trombosis cerebral es, como su nombre lo indica, la presencia de un coágulo que se va formando en la pared grasa de un vaso sanguíneo en el cerebro; mientras que el embolismo cerebral hace referencia a la formación de un coágulo fuera del riego sanguíneo cerebral, en cualquier otra localización del sistema circulatorio, que se desprende y viaja a través del torrente sanguíneo hasta llegar al cerebro, en donde potencialmente produciría el daño. Los lugares más comunes de formación del trombo son el corazón y las arterias de la parte superior del tórax y el cuello. (AHA, 2018).

Existe también el infarto o ICTUS hemodinámico, que corresponde al daño de alguna zona en el cerebro, no por oclusión de alguna arteria, si no por un descenso importante del flujo sanguíneo cerebral. Estos casos pueden darse cuando existen pérdidas importantes de sangre, o por estreches de algún vaso sanguíneo, acompañado generalmente con el descenso sostenido de la tensión arterial, conocido como hipotensión arterial.

El infarto de tamaño pequeño, conocido como infarto lacunar, otro tipo de infarto en esta clasificación; es la afectación de una arteria de pequeño calibre, menor 1,5 cm de diámetro; que generalmente ocasiona sintomatología de infarto cerebral por presencia de otras morbilidades en el paciente, como hipertensión arterial u otros factores de riesgo vasculares, sin otra causa (Díez-Tejedor, et al, 2001).

Los infartos de causa inhabitual, representan una frecuencia del 6 al 15%, siendo más comunes en personas jóvenes; son los que, luego de haber realizado estudios minuciosos, su etiología u origen no se puede adscribir a ninguno de los grupos mencionados anteriormente (Díez-Tejedor, et al, 2001).

**ICTUS hemorrágico**
La enfermedad cerebro vascular hemorrágica o ICTUS hemorrágico, se

entiende como el sangrado que se produce dentro de la cavidad craneal secundaria a la rotura de un vaso sanguíneo, sea éste arterial o venoso. La sangre se acumula y comprime al tejido cerebral del área afectada. Este fenómeno ocurre en la mayoría de ocasiones cuando el vaso sanguíneo es débil.

Los accidentes cerebrovasculares de tipo hemorrágico representan aproximadamente el 13% de todos los casos de enfermedades cerebrovasculares, (ASA, 2019). Este tipo de ICTUS evidentemente es menos común que el infarto cerebral ocasionado por la presencia de un trombo, sin embargo tiene la misma importancia.

El ICTUS hemorrágico igualmente tiene una subdivisión dependiendo del lugar de la lesión: la hemorragia intracerebral, en este grupo también se ha incluido a la hemorragia ventricular y la hemorragia secundaria a malformación arteriovenosa. El segundo grupo lo compondría la hemorragia subaracnoidea. (Díez-Tejedor, et al, 2001)

La hemorragia intracerebral (HIC) o hemorragia parenquimatosa ocurre cuando un vaso sanguíneo se rompe de forma espontánea y sangra dentro del tejido del parénquima cerebral, en sitios profundos, con o sin posibilidad de expandirse a otras zonas.

La hemorragia intraventricular hace referencia al sangrado que se encuentra al interior de los ventrículos cerebrales. La hemorragia ventricular primaria es en la que el sangrado se origina y se localiza exclusivamente en los ventrículos. La hemorragia ventricular secundaria es la que se produce en el parénquima cerebral y luego se extiende hacia los ventrículos. Su presentación clínica es muy similar a la de la hemorragia subaracnoidea. (Gonzalez, R 2016).

La malformación arteriovenosa implica que la sangre arterial oxigenada que llega desde el corazón hacia el cerebro, es desviada hacia la circulación venosa directamente y así el parénquima cerebral se quede sin nutrición; es una especie de nido en el que se enredan los dos tipos de vasos sanguíneos dilatados. Esta condición en la mayoría de casos suele ser congénita, es decir desde el nacimiento del individuo, pero generalmente no son hereditarios. Son poco frecuentes, se producen en menos del 1% de la población general (ASA, 2018).

Hay varias situaciones que podrían desencadenar un evento hemorrágico intracerebral, (tabla 1). Las causas de hemorragia primaria, se conocen que son las principales, es así que la hipertensión arterial es la primera causa, encontrándose en el 60% de los pacientes. (Díez-Tejedor, et al, 2001. A la vez, no dejan de ser importantes y tomadas en cuenta las causas de hemorragia secundaria.

| Principales causas de hemorragia intra cerebral ||
|---|---|
| **Hemorragia Primaria** | **Hemorragia Secundaria** |
| Hipertensión arterial | Trauma |
| Angiopatía Amiloide | Aneurisma |
| | Mal formación arteriovenosa |
| | Angioma cavernoso |
| | Neoplasias primarias o metastásicas |
| | Coagulopatías |
| | Trombosis de los senos venosos |
| | Fístula dural arteriovenosa |
| | Vasculitis |
| | Vasculopatías |
| | Medicamentos |
| |    -Simpáticomiméticos |
| |    -Anticoagulantes |
| |    -Trombolíticos |
| | Uso de drogas |
| |    -Cocaína |
| | Anfetaminas |

Tabla 1 (Grysiewicz, R. 2008)

En el segundo grupo de la clasificación se encuentra la hemorragia subaracnoidea (HSA) ocurre cuando un vaso sanguíneo que se encuentra localizado en la superficie del cerebro, se rompe espontáneamente y sangra en el espacio que comprende entre el cerebro y el cráneo.

La hemorragia subaracnoidea primaria es la que tiene lugar directamente en el espacio subaracnoideo, es decir entre la masa cerebral y el hueso del cráneo; mientras que la hemorragia subaracnoidea secundaria es la que se produjo en un inicio en otra localización, como en el parénquima cerebral y posteriormente el sangrado se ubica en el espacio subaracnoideo (Díez-Tejedor, et al, 2001).

La forma más frecuente es la HSA primaria, entre las causas más comunes es la traumática; y de entre las formas espontáneas, la más común es la rotura de un aneurisma arterial.

- Un aneurisma arterial es un área debilitada de la pared del vaso sanguíneo que generalmente se agranda, se dilata. Las arterias con pared dilatada comúnmente pasan por la superficie o base del cerebro dentro del espacio subaracnoideo y este ensanchamiento o zona abultada crece hasta que el vaso sanguíneo termina rompiéndose y se produce el sangrado. La gente generalmente no nace con aneurismas, estos se forman posterior a los 40 años de vida, por lo que se cree que son causados por la presión constante de flujo sanguíneo. Su mecanismo de rotura es similar al de inflar un globo, a medida que va creciendo se debilita su pared y finalmente se rompe (ASA, 2018).

- Es importante mencionar también a los desencadenantes menos comunes para formación de aneurismas, entre estos están: trastornos de los vasos sanguíneos, infecciones, medicamentos como las anfetaminas y la cocaína, y traumatismos cerebrales (ASA, 2018).

**Infarto cerebral silencioso**
Finalmente, en últimos estudios, se menciona que existe también el infarto cerebral silencioso, por sus siglas en inglés SCI (Silent Cerebral Infarction).

Es una condición que se ha conocido produce lesión cerebral por presencia de un trombo sin presentar sintomatología, por lo que cualquier persona podría estar bajo este estado y sin conocer sobre el mismo. Por esto no se debe descuidar, puesto que representa un potencial factor de riesgo para futuros eventos cerebrovasculares. En relación a esto se sabe que la hipertensión arterial y la fibrilación auricular (latidos irregulares del corazón) son factores de riesgo que aumentan más de dos veces el riesgo de padecer un accidente cerebrovascular silencioso (AHA, 2018), por lo que se recomienda un diagnóstico precoz para prevenir esta enfermedad.

# BIBLIOGRAFÍA

1. National Stroke Assosiation. (2018). Stroke Facts. 2018 November 8, de National Stroke Asssociation Sitio web: www.stroke.org
2. American Stroke Association. (2019). Ischemic Stroke. 2019 May 2, de American Heart Association / American Stroke Association Sitio web: www.strokeassociation.org
3. American Stroke Association. (2019). Silent Stroke. 2018 December 5, de American Heart Association / American Stroke Association Sitio web: www.strokeassociation.org
4. American Stroke Association. (2019). Hemorragic Stroke. 2019 May 2, de American Heart Association / American Stroke Association Sitio web: www.strokeassociation.org
5. American Stroke Association. (2019). Arteriovenous malformation. 2018 December 5, de American Heart Association / American Stroke Association Sitio web: www.strokeassociation.org
6. American Stroke Association. (2019). Cerebral Aneurysms. 2018 December 5, de American Heart Association / American Stroke Association Sitio web: www.strokeassociation.org
7. Díez-Tejedor, E. Del Brutto, O. Álvarez-Sabín, J. Muñoz, M, y Abiusi, G. (2001). Clasificación de las enfermedades cerebro vasculares. Sociedad Iberoamericana de Enfermedades Cerebrovasculares. Revista Neurología, 33(5), 455-464.
8. Hackam DG, Spence JD. (2007). Combining multiple approaches for the secondary prevention of vascular events after stroke: a quantitative modeling study. Stroke, 38, 1881-1885.
9. Gonzalez, R. Landinez, D. (2016). Epidemiología, etiología y clasificación de la enfermedad vascular cerebral. Archivos de medicina, 16 (2), 495-505.
10. Díez-Tejedor, E. Fuentes, B. Gil Núñez, AC. Gil Peralta, A. Matías Guiu, J. (2006). Guía para el tratamiento preventivo de la isquemia cerebral. En: Guía para el tratamiento y prevención de lictus. Guías y protocolos de la SEN, 84, 133-183.
11. Grysiewicz, R. Thomas K, Pandey D. (2008). Epidemiology of ischemic and hemorrhagic stroke: incidence, prevalence, mortality and risk factors. Neurol Clinic, 26 (3), 871.

## 4. RECONOCIMIENTO TEMPRANO DE LOS SIGNOS Y SÍNTOMAS DE ICTUS
*MD. Gabriela Flores Monar*

## Identificación Temprana de los signos y síntomas de ICTUS

Hay ciertos signos y síntomas que nos alertan sobre un posible infarto cerebral, aunque muchos de estos pueden ser leves hay que saber identificarlos rápidamente para actuar con prontitud y evitar secuelas graves en una persona. Estos pueden ser los siguientes (AHA, 2016):

- Sensación de debilidad o entumecimiento de la cara, brazos, piernas, sobretodo cuando compromete un solo lado del cuerpo.
- Confusión sin causa aparente
- Dificultad para hablar o entender las cosas
- Alteraciones en la visión en uno o ambos ojos
- Pérdida del equilibrio
- Mareo
- Dolor de cabeza intenso sin causa aparente

El reconocimiento temprano de los síntomas de un infarto cerebral es esencial para dar un cuidado adecuado. Desafortunadamente, el conocimiento de estos signos y síntomas a nivel mundial es muy pobre, incluso según la Sociedad Americana de Cardiología, este desconocimiento es aún mayor en personas hispanas y de raza negra y se ha demostrado que buscan ayuda mucho después de presentar los síntomas, cuando ya han pasado varias horas o días y no ha existido mejoría. Es por ello que es de suma importancia, informarse sobre este tema y tomar las precauciones necesarias (AHA, 2018).

**Herramientas para evaluar un posible infarto cerebral:**
La Academia Americana de Cardiología recomienda que todo el personal de la salud pueda reconocer un accidente cerebrovascular usando una evaluación fuera del hospital llamada: "Escala prehospitalaria del accidente cerebrovascular de Cincinnati. Esta escala reconoce los accidentes cerebrovasculares basándose en 3 datos de la historia clínica: Parálisis facial, descenso del brazo o habla anormal como vemos a continuación (AHA, 2016):

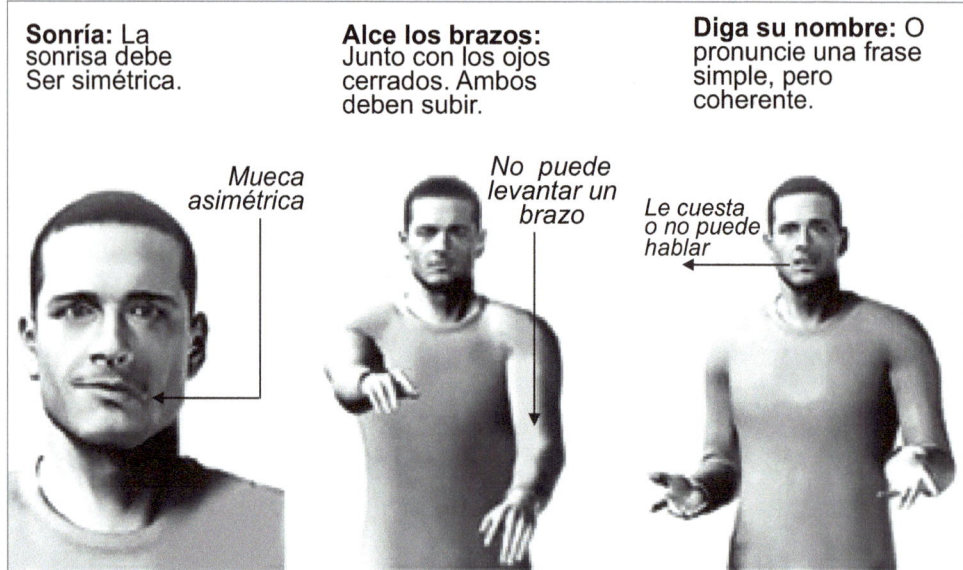

*Figura 1. Señales de alerta de un posible infarto cerebral.*

También podríamos usar la mnemotecnia PRISA para recordar mejor las señales de alerta:

**PRISA:**
**PR:** Pronuncie su nombre
**IS:** Intente Sonreír
**AA:** Alce Ambos brazos

Si la persona no puede llevar a cabo las órdenes mostradas en la Figura 1 o en aquellas indicadas en la mnemotecnia, debe llamar inmediatamente al 911 o acudir al lugar de atención médica más cercano, de preferencia con un nivel de complejidad moderado o alto, ya que se tiene aproximadamente 4,5 horas desde un posible infarto cerebral para aplicar tratamiento y disminuir el porcentaje de secuelas incapacitantes.

**Interpretación de las pruebas realizadas en el examen físico del paciente (AHA, 2016)**

Tabla 5: Interprestación de las pruebas realizadas para identificar in infarto cerebral.

| Prueba | Resultados | Imagen |
| --- | --- | --- |
| Parálisis facial: Haga que el paciente muestre los dientes y sonría. | Normal: Ambos lados de la cara son iguales<br>Anómalo: Un lado de la cara no se mueve con la misma facilidad que el otro | |
| Caída del brazo: El paciente cierra los ojos y extiende ambos brazos hacia adelante, con las palmas hacia arriba, durante 10 segundos. | Normal: Ambos brazos se mueven igual o ninguno de los brazos se mueve<br>Anómalo: Un brazo no se mueve o un brazo está más bajo en comparación con el otro. | |
| Habla anómala: Haga que el paciente diga " A perro viejo, no hay quien le enseñe trucos viejos" | Normal: El paciente utiliza las palabras correctas sin arrastrarlas<br>Anómalo: El paciente arrastra las palabras, no utiliza las palabras correctas o es incapaz de hablar. | |

Interpretación: Si 1 de estos 3 signos es anormal, la probabilidad de un infarto cerebral es del 72%. La presencia de 3 resultados indica que la probabilidad de infarto cerebral es mayor del 85%.

*Tabla basada en la Escala prehospitalaria del accidente cerebrovascular de Cincinnati (Kothan R et al. 1999)*

**"Tiempo es Cerebro"**
Cualquiera de los síntomas que sean posiblemente vinculados con un infarto cerebral como los mencionados anteriormente o aún más si vienen en forma de: caídas, convulsiones, persona inconsciente, deberían ser tomados en cuenta muy cuidadosamente ya que se dice que cada minuto perdido de tratamiento le cuesta a una persona 1.9 millones de células cerebrales (Maggiore, 2012). La ventaja de todas las herramientas antes mencionadas es que no toman más de 1 minuto en ser evaluadas y son de fácil uso para cualquier persona.

Como vimos, un infarto cerebral puede mostrar una cantidad variable de síntomas, incluidos parálisis o debilidad de la cara, brazos o piernas. Usualmente suele darse en el lugar opuesto al lado afectado por el infarto. Se denomina "hemiplegia" si la persona no puede mover la región afectada o "hemiparesia" si siente entumecimiento de dicha región.

Ya identificados los signos posibles del infarto cerebral, es esencial y como se comentará en capítulos posteriores, desde el primer minuto el adecuado manejo de la vía aérea, respiración y vía circulatoria, incluso la administración de oxígeno o fluidos antes de llegar al hospital si las condiciones del paciente así lo requiriesen (Maggiore, 2012).

# BIBLIOGRAFÍA

1.*American Heart Association (2016). Soporte Vital Cardiovascular Avanzado. Recuperado de: https://ebooks.heart.org/es/epubreader/libro-del-proveedor-de-svcaacls-en-versin-electrnica.*
2.*Kothan R et al. (1999). Cincinnati Prehospital Stroke Scale. Elsevier.*
3.*American Heart Association (2018). Guidelines for the Early Management of Patients With Acute Ischemic Stroke: A Guideline for Healthcare Professionals. Recuperado de: https://www.ahajournals.org/doi/full/10.1161/STR.0000000000000158*
4.*Maggiore, W. A. (2012). 'Time is Brain' in Prehospital Stroke Treatment . Journal of Emergency Medical Services , 1- 9. http://www.jems.com/article/patient-care/time-brain-prehospital-stroke-treatment. Recuperado de: https://www.jems.com/articles/print/volume-37/issue-6/patient-care/time-brain-prehospital-stroke-treatment.html*

## 5. CADENA DE AUXILIO, ORDEN DE SISTEMAS DE ATENCIÓN
*MD.Elizabeth Landeta*

## CADENA DE AUXILIO, ORDEN DE SISTEMAS DE ATENCIÓN

Forman parte del proceso: los servicios de urgencias extrahospitalarias, médicos de atención primaria, urgencias hospitalarias hasta llegar a la unidad de ICTUS.

En el manejo del ICTUS se ha demostrado la importancia de una atención especializada precoz, mejorando los resultados, disminuyendo la mortalidad y complicaciones intrahospitalarias, con una mejoría en cuanto a resultados funcionales de dependencia a medio-largo plazo, y todo ello integrado en las llamadas Unidades de ICTUS. Por lo que el ICTUS es una patología tiempo-dependiente. (Aguilera, Aranda, Campo, Lopera 2018, p 16.) Es por esto la importancia de acortar al máximo los tiempos de respuesta desde el inicio de los síntomas hasta el tratamiento definitivo. Por esto se creó el CODIGO ICTUS.

El código ICTUS es el proceso de atención urgente al ICTUS, la activación se produce desde la aparición de los primeros síntomas con su reconocimiento oportuno, que continua con el traslado, diagnóstico hasta la administración de cuidados y tratamientos definitivos.

**Es un proceso secuencial y tiene dos fases:**

**Fase extrahospitalaria**: el objetivo en la atención del paciente es el traslado en las mejores condiciones y lo más pronto posible a un establecimiento de salud que cuenta con el personal especializado y el equipamiento suficiente para diagnosticar el evento isquémico y brindar el tratamiento adecuado. ( Páez y Páez, 2014 p.2). La notificación previa a la llegada al hospital permite preparar la evaluación y tratamiento de forma eficaz. ( American Heart Association, 2016 p.78)

**Fase hospitalaria:** su objetivo es el diagnóstico y tratamiento precoz adecuado, adoptando medidas básicas y cuidados generales. Los pacientes con ICTUS pueden llegar hacia el hospital por varias vías: por sus propios medios, derivación desde atención primaria o desde servicios de ambulancias (ECU-911). (Aguilera, et al. 2018 p. 32)

**Criterios generales de activación de Código ICTUS:**
1. ICTUS de menos de 16 horas de evolución.
2. Sin límite de edad.
3. Calidad de vida y pronóstico vital aceptable, valorar caso. (Alberti, et al, 2018, p. 33).

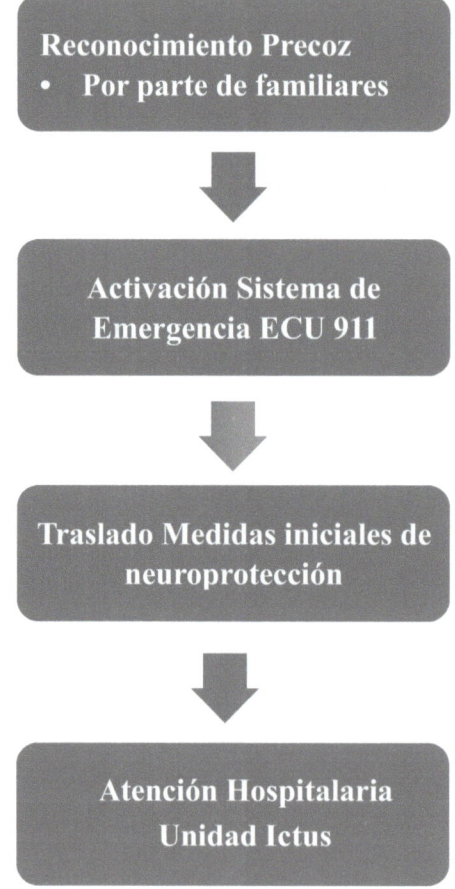

Ilustración 1 Cadena de auxilio Adaptado de (Aguilera, et al. 2018)

# BIBLIOGRAFÍA

*1. Páez D., Páez R. (2014). Código Ictus: protocolo de tratamiento del Ictus Cerebral Isquémico. Revista Ecuatoriana de Neurología 23: 1-3. Recuperado de http://revecuatneurol.com/wp-content/uploads/2016/01/Código-Ictus_REN-Vol-23-Nº1-3-2014-6.pdf*

*2. Aguilera M., Aranda F., Campo E., Lopera E., Lopera E. (2018). Procedimiento conjunto de atención al Ictus en la provincia de Córdoba. Código Ictus. Recuperado de: http://tiempoescerebro.com/wp-content/uploads/2018/06/PROCEDIMIENTO-DE-ATENCIÓN-AL-ICTUS.pdf*

*3. Alberti O., Aragües J., Bestué M., Campello I., Chopo M., et al. (2018). Plan de Atención al Ictus en Aragón. Recuperado de https://www.aragon.es/estaticos/GobiernoAragon/Departamentos/SanidadBienestarSocialFamilia/Sanidad/Documentos/Programa_Ictus_actualizacion2019.pdf*

*4. American Heart Association (2016). Soporte Vital Cardiovascular Avanzado. Texas, Estados Unidos. Integracolor.*

## 6. PERIODOS CRÍTICOS DE TIEMPO RECOMENDADOS PARA ACTUAR ANTE UN ICTUS
*MD. Ana Gabriela Sangurima*

## PERIODOS CRÍTICOS DE TIEMPO RECOMENDADOS PARA ACTUAR ANTE UN ICTUS

El cerebro es un órgano que precisa un aporte constante de oxígeno y nutrientes a través de la sangre arterial. Los síntomas se producen por el cese de la funcionalidad de la zona del cerebro que pierde el aporte de sangre de la arteria ocluida. El daño cerebral producido por un ICTUS depende en gran medida del tiempo que dura la isquemia. Por un minuto de isquemia cerebral se pierden 1,9 millones de neuronas y 14 billones de conexiones neuronales, y una hora de isquemia equivale a un envejecimiento cerebral de 3,6 años, con una pérdida de 120 millones de neuronas (Neurología, 2017, p. 9).

El establecimiento de un protocolo «código ICTUS» ayuda a asegurar una rápida valoración de todos los pacientes que se presentan en un servicio de Urgencias con un posible ICTUS. Una urgente actuación terapéutica puede salvar el tejido isquémico dañado denominado «penumbra isquémica», evitando que progrese a una lesión cerebral irreversible con el paso del tiempo (Sepúlveda, 2017, p. 17).

En un estudio de cohortes se observó que los pacientes que utilizaban los servicios de emergencias tardaban de media 2 horas y 3 minutos en llegar al hospital, mientras que aquellos pacientes que eran referidos al hospital por su médico de cabecera tardaban una media de 7 horas y 12 minutos(Madrid, 2009, p. 60).

Se debe realizar una valoración adecuada del paciente para así poder activar el "CODIGO ICTUS".

| | |
|---|---|
| **Tiempo transcurrido desde el inicio de los síntomas a la puerta del hospital < 9 horas** | |
| **Situación basal del paciente - escala de Rankin <= 2** | |
| **Déficit neurológico presente en el momento del diagnóstico sugestivo de ictus**<br>• Entumecimiento, debilidad o parálisis repentina de la cara, el brazo o de la pierna de un hemicuerpo.<br>• Confusión repentina.<br>• Dificultad para hablar o entender.<br>• Pérdida de visión brusca, de una o de ambos ojos.<br>• Dificultad repentina para caminar, pérdida del equilibrio o coordinación.<br>• Cefalea intensa, repentina y sin causa aparente asociada a náuseas y vómitos, no achacables a otras causas. | |
| **Criterios de exclusión**<br>• No cumple criterios diagnósticos de ictus.<br>• Más de 9 horas de evolución de los síntomas.<br>• Paciente con gran dependencia.<br>• Enfermedad terminal y/o demencia. | |

*Tabla 1 Criterios de activación de código ictus extrahospitalario (Madrid 2009)*

El uso de servicios médicos de emergencia (EMS) de pacientes con accidente cerebrovascular se ha asociado con el resultado final en estos pacientes. Llegada del paciente al Departamento de la emergencia (ED) (tiempo de inicio a puerta del hospital ≤3 horas). Evaluación rápida en el ED (llegada a la puerta a la realización de Topografía ≤25 minutos). Inicio del tratamiento (llegada a la puerta -aguja inicio del tratamiento ≤60 minutos presentan una respuesta 67%; o si es ≤ 2 horas presentan una respuesta del 44%) pero sólo ≈60% de los pacientes con accidente cerebrovascular utiliza EMS (Powers, et al, 2018, p. 51).

| | |
|---|---|
| Evaluación general inmediata | 10 minutos |
| Evaluación neurológica inmediata | 25 minutos |
| Adquisición de TAC craneal | 25 minutos |
| Interpretación TAC | 45 minutos |
| Administración de tratamiento fibrinolítico, contando desde la llegada al servicio de urgencias | 60 minutos |
| Administración de tratamiento fibrinolítico, contando desde la aparición de los síntomas | 3 horas, o 4, 5 horas en pacientes seleccionados |
| Administración de tratamiento endovascular, contando desde la aparición de los síntomas | 6 horas en pacientes seleccionados |
| Ingreso en una cama monitorizada | 3 horas |

*Tabla 2 Tiempos de respuesta de un ICTUS*
(AHA, 2019)

# BIBLIOGRAFÍA

*1. Madrid, U. d. (2009). Guía de Práctica Clínica para el manejo de pacientes con ICTUS en atención primaria. Ministerio de Ciencia e Innovación. 60-61. Recuperado de http://www.guiasalud.es/GPC/ GPC_466_Ictus_AP_Lain_Entr_compl.pdf*

*2.Neurología, S. E. (2017). Guía Práctica ICTUS. Consejo General de Colegios Oficiales de Farmacéuticos. 9-10. Recuperado de https://www.portalfarma.com/ Profesionales/campanaspf/categorias/Documents/2017-Guia-Prevencion-Ictus.pdf*

*3.Sepúlveda, J. O. (2017). Manual de Actuación en la Fase aguda del Infarto Cerebral . Córdoba: Hospital Universitario Reina Sofía. 17-18. Recuperado de http://tiempoescerebro.com/wp-content/uploads/2017/06/P-26.pdf*

*4.Powers W., Rabinstein A., Ackerson T., Opeolu M. Adeoye M., Bambakidis N., Becker K., et al. (2018). Guidelines for the Early Management of Patients With Acute Ischemic Stroke. Guideline for Healthcare Professionals From the American Heart Association/American Stroke Association, e53.*

*5.American Heart Association (2016). Soporte Vital Cardiovascular Avanzado. Recuperado de: https://ebooks.heart.org/es/epubreader/libro-del-proveedor-de-svcaacls-en-versin-electrnica*

## 7. ATENCIÓN GENERAL, EVALUACIÓN Y ESTABILIZACIÓN INICIALES DE ICTUS

*MD. Vanessa Armas Lema*

## ATENCIÓN GENERAL, EVALUACIÓN Y ESTABILIZACIÓN INICIALES DE ICTUS

En la primera sección del libro se ve descrito el concepto general de ICTUS, en este capítulo se detallarán las características básicas para su diagnóstico y manejo básico ya que es importante que una persona pueda determinar la presencia de un cuadro de esta patología y pueda brindar al apoyo inicial del cuadro clínico y el objetivo de este libro es orientar a una persona que no pertenezca a un equipo médico y de la misma manera dar a conocer todos los pasos que se prosiguen tras una patología de esta índole, dentro de un posible ICTUS el tiempo transcurrido es vital ya que el grado de secuelas y daño depende de los minutos que la persona presente el primer síntoma hasta que llegue a una atención especializada adecuada (Villoria et al, 2009).

Al tratar sobre la atención general de un paciente con ICTUS los datos que se puedan recabar de la información básica del paciente, historial clínico y enfermedades, es fundamental, de allí la importancia de obtener información de la persona como usualmente se inicia una atención médica. (Navarrete, Pino, Rodríguez, Murillo, Jiménez, 2008).

Si una persona cursa con un cuadro de ICTUS podría encontrarse en una situación en la que no pueda colaborarnos de la manera debida en cuanto a nuestras preguntas u órdenes así que en ese caso podremos pedir ayuda a un familiar cercano de ser el caso o apoyarnos de alguna persona que haya evidenciado el evento para que nos ayude con información de lo ocurrido (Villoria et al, 2009).

**Evaluación:**
Dentro de la evaluación se encuentran varios puntos clave que sirven como información básica y atención de un paciente.

**Nombre del paciente:** El objetivo de preguntar el nombre de una persona es para dirigirnos de una manera cálida y brindar confianza y seguridad tras nuestra presencia, tomando en cuenta que una persona con cuadro clínico característico de ICTUS presentará problemas comunicación y lenguaje o de movimiento, siendo así difícil la movilización autónoma de su cuerpo, se produce una etapa de angustia tras no comprender que es lo que sucede, así que es fundamental informarle que es lo que le está ocurriendo, qué es lo que se va a proceder a hacer y que también nos colabore al brindarle nuestra ayuda, además de que es una parte básica para poder identificar problemas de pronunciación y lenguaje. (Navarrete et al, 2008).

**Edad y sexo:** Al enfocarnos en la edad de una persona estamos descartando también enfermedades o cuadros clínicos característicos a ciertos grupos de edad como niños, adolescentes, personas de edad avanzada, entre otros (Villoria et al, 2009).

Se debe tomar en cuenta que el riesgo de presentar un cuadro de ICTUS aumenta en personas con edades mayores a 55 años nos podremos guiar sobre el grupo de edad en el cual se sospecharía de dicha patología. Además de la edad, el género femenino siempre presenta mayor incidencia de este tipo de cuadro clínico y también es un dato muy sencillo de identificar (Villoria et al, 2009).

En varios casos no podremos obtener esta información básica fácilmente y lo que se podría hacer es utilizar objetos personales como su credencial de identificación.

**Enfermedad de importancia actuales o pasadas:** En este punto se tomará en cuenta patologías crónicas, es decir enfermedades que la persona ha presentado por algún cierto tiempo y en las que se administra medicación para su tratamiento como es el caso de trastornos como: diabetes mellitus tipo 2, hipertensión arterial, trastornos tiroideos, entre otras (Navarrete et al, 2008).

Se tomarán en cuenta anteriores episodios de ICTUS en las personas y más aún si se han presentado en el transcurso de un año anterior al actual cuadro presentado.

Tipo de medicación, y hábitos: Se tomarán en cuenta fármacos de administración regular ya que por más insignificante que esta sean influyen en el desarrollo de patologías o en el tratamiento médico a instaurarse, a esta sección además se incluirán a métodos anticonceptivos y de la misma forma hábitos nocivos o de consumo como por ejemplo el uso de cigarrillo, alcohol o drogas de manera regular. (Villoria et al, 2009)

El estado de gravidez o embarazo y puerperio o tiempo posterior a un embarazo también son datos relevantes en el historial de la persona.

**Comienzo del cuadro:** Si la persona está en condiciones de comunicarse verbalmente o de otra forma podemos pedirle que nos comunique qué es lo que siente, si siente algún cambio en su cuerpo o si presentó algún tipo de traumatismo y también se debe observar algún síntoma patológico o no usual tras dialogar con la persona como una desviación de mirada, desviación de la comisura labial, problemas para articular palabras y de comunicación, dificultad para movilizar extremidades del cuerpo y de la misma forma podríamos investigar si se presentó dolor de cabeza sin causa aparente o presencia de dolor repentino (Navarrete et al, 2008).

Además de lo mencionado anteriormente es importante determinar si la persona presenta algún tipo de alteración con respecto a su estado de conciencia, es decir la presencia de una persona aletargada, inconsciente, desorientado, o refiere presentar dificultad visual o visión borrosa. (Villoria et al, 2009).

Para ayudarnos a la fácil y rápida sospecha de ICTUS se le puede pedir a la persona que sonría y así determinar asimetrías en la expresión facial, además podemos pedirle que direccione sus brazos hacia ciertos puntos fijos o que se incorpore y camine para evidenciar si presenta problemas de equilibrio o dificultad motriz (Navarrete et al, 2008).

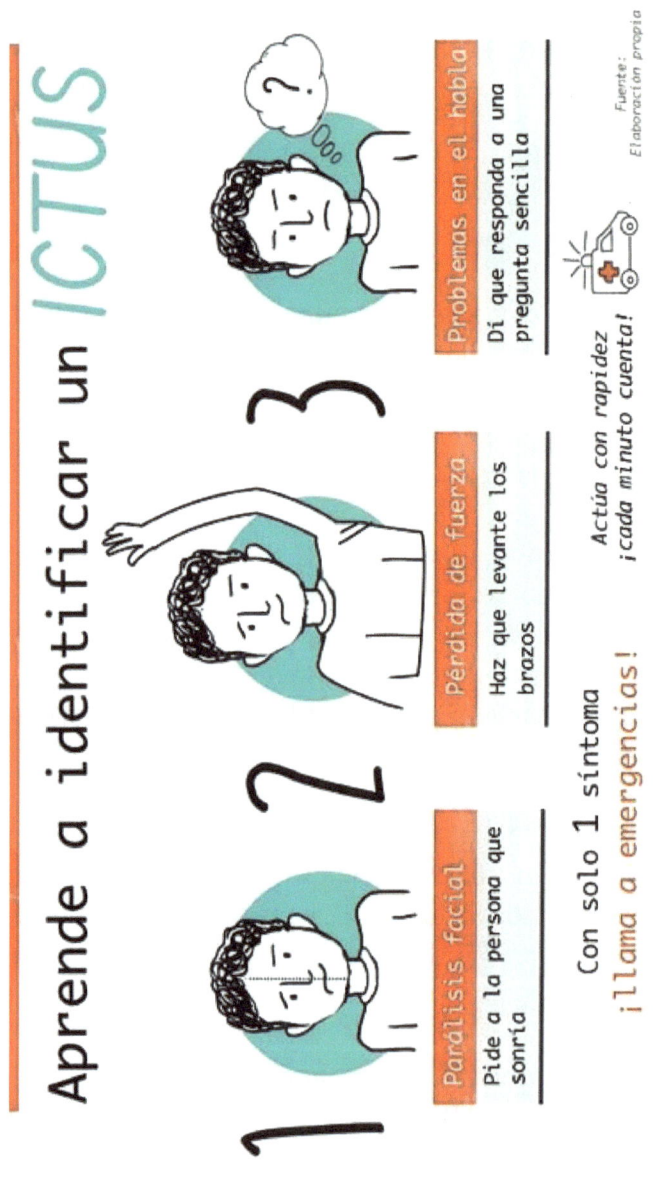

García S. (2017). Ictus. [Figura]. Recuperado de: https://www.webconsultas.com/ictus/sintomas-de-un-ictus-584

Qué tiempo de duración tiene cada síntoma: Al notar alguna conducta no usual en la persona es importante tomar en cuenta el tiempo de duración de cada sintomatología desde que hora empezó el primer síntoma y el tiempo de evolución (Villoria et al, 2009).

Se determina un intervalo de 24 horas para actuar en cuanto a atención y tratamiento en un paciente quien presenta ICTUS, de allí la importancia de realizar una atención breve y oportuna.

Cada minuto en un cuadro de ICTUS cuenta así que siempre debemos comunicarnos con un sistema de emergencia como el Ecu 911 o pedirle a una persona que se encuentre cerca que realice la llamada para que la persona pueda ser atendida y llevada a un centro con capacidad de atención especializada (Navarrete et al, 2008).

Hasta que la ayuda de personal capacitado llegue al lugar del suceso se debe:

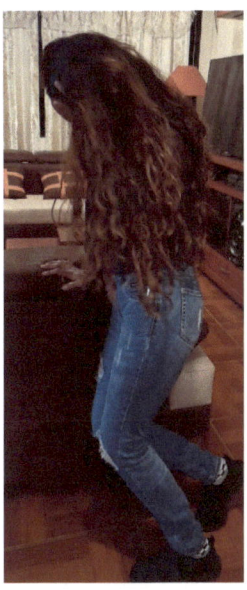
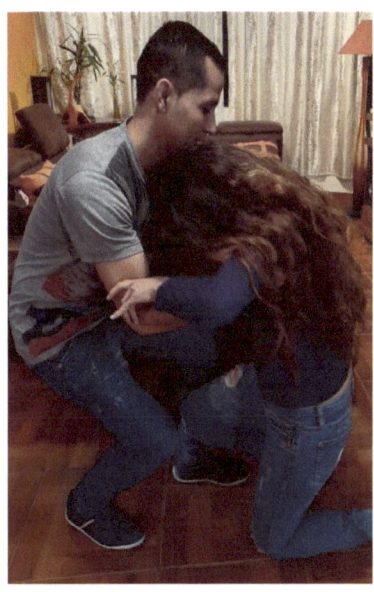

[Vanessa Armas]. (Ecuador, 2019). Manejo de Ictus.

• Colocar a la persona en una superficie firme o de ser el caso lo más cómoda para la persona (Navarrete et al, 2008).
• Utilizar algún tipo de material cercano que nos ayude a elevar la región de cabeza y hombros de la persona como ropa, cobijas.

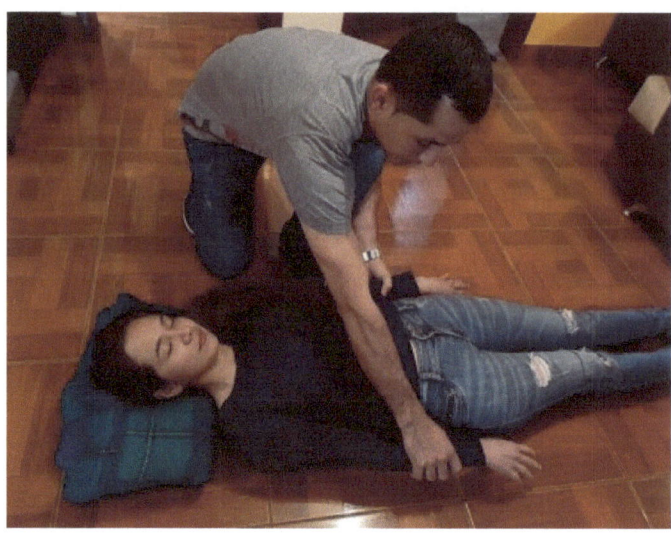

[Vanessa Armas]. (Ecuador, 2019). Manejo de Ictus.

• Realizar la toma de hora de inicio de los síntomas y la evolución y de la misma manera anotar cada uno de ellos (Navarrete et al, 2008).

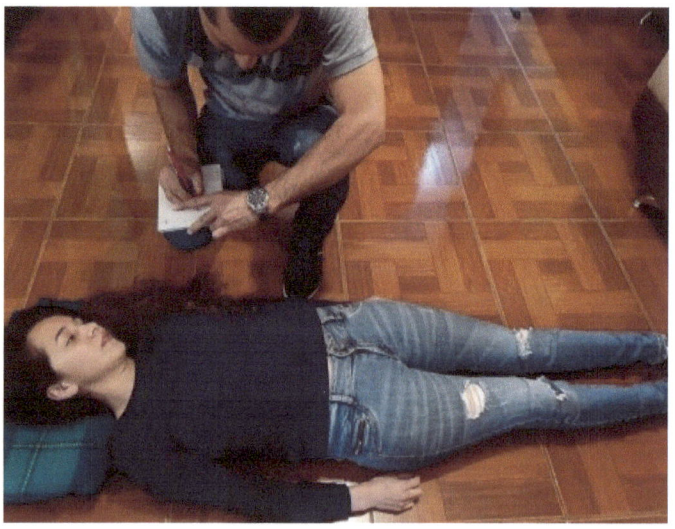

[Vanessa Armas]. (Ecuador, 2019). Manejo de Ictus.

• No se debe administrar alimentos o líquidos a la persona ya que por el cuadro clínico podríamos ocasionar una oclusión de la vía aérea y podría atragantarse (Navarrete et al, 2008).

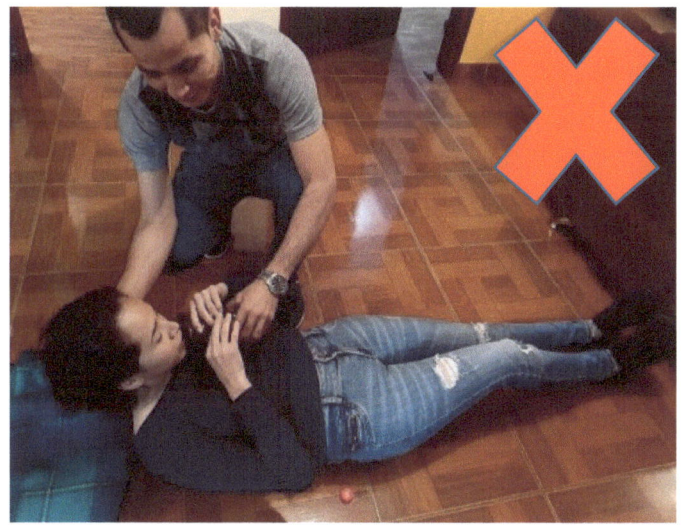

[Vanessa Armas]. (Ecuador, 2019). Manejo de Ictus.

• No se deben administrar ningún tipo de medicamentos ya que solo podrán ser administrados por personal capacitado (Navarrete et al, 2008).

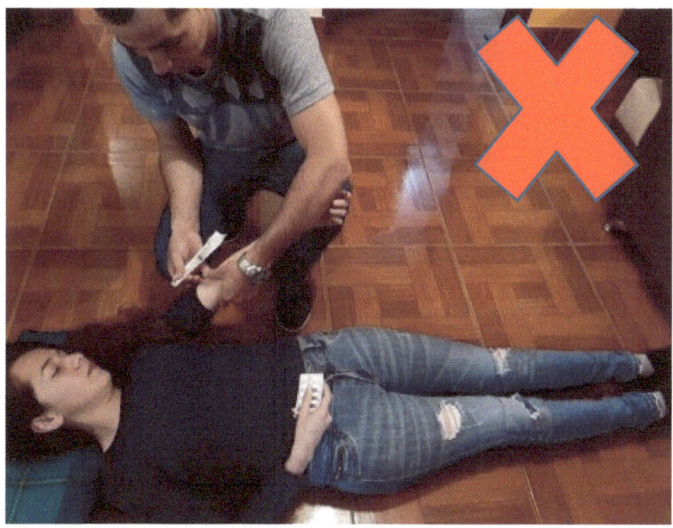

[Vanessa Armas]. (Ecuador, 2019). Manejo de Ictus.

• Permanecer con la persona en todo momento hasta que pueda acudir el personal capacitado y no dejarlo solo (Navarrete et al, 2008).

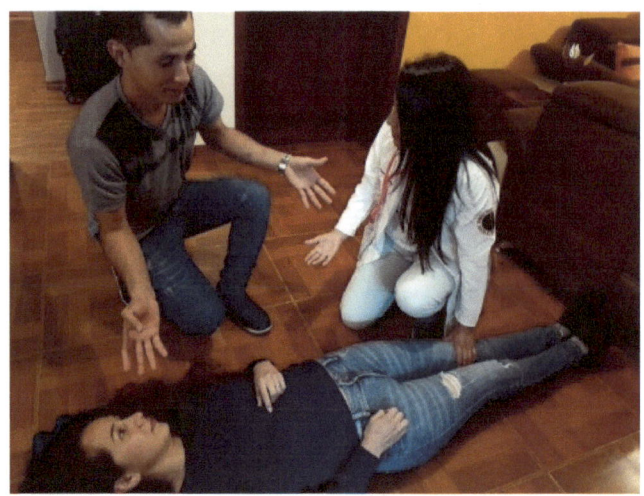
[Vanessa Armas]. (Ecuador, 2019). Manejo de Ictus.

Una vez que el personal de ayuda médica acuda al sitio del evento usted deberá entregar a la información que tenga de la persona y sus anotaciones, posterior a ello se procederá a realizar una valoración básica de la persona utilizando escalas básicas de manejo que fueron creadas para la rápida determinación del cuadro, dentro de los parámetros de estas escalas se encuentra:

**Sexo:** masculino o femenino, edad, factores de riesgo, hábitos: tabaco, alcohol o drogas, cifras de triglicéridos, tensión arterial, presencia de enfermedades crónicas y algún evento anterior similar (Navarrete et al, 2008).

Una vez la persona se encuentre a nivel hospitalario se iniciará con la verificación del estado neurológico de una manera ágil por parte del personal médico y a la par se realizará una valoración de estabilización de la persona (Navarrete et al, 2008).

Los médicos pasarán a la realización de un examen físico oportuno comprendido en:

**Inspección:** Se procederá a realizar la visualización de cada región del cuerpo de la persona para determinar alguna lesión física, traumatismo, malformación, entre otras.

**Palpación:** el médico aplicará presión con sus manos y palpará varias zonas del cuerpo de la persona comenzando por la región de la cabeza hacia los miembros inferiores terminando en sus pies con el objetivo de encontrar presencia de dolor, cuerpo extraño o cambio anatómico del cuerpo. (Navarrete et al, 2008).

**Percusión:** Llamamos percusión a una serie de movimientos en el que el médico propiciará ciertos sutiles golpes en diferentes regiones del cuerpo de la persona en búsqueda de algún cambio en cuanto al sonido o timpanismo característico.

**Auscultación:** El médico por medio de su material médico comenzará a escuchar y explorar los sonidos del cuerpo de la persona y alguna anormalidad de los mismos.

Se realizará una monitorización continua de la persona al valorar sus signos vitales, tomando en cuenta la toma de: cifras de tensión arterial, número de respiraciones en un minuto del paciente, frecuencia de latidos del corazón en un minuto, la medición de la temperatura corporal y el nivel de oxígeno en el cuerpo (Leciñana, 2011).

Tras la estabilización y monitorización del paciente el médico o especialista procederá a la realización de un examen neurológico más detallado de la siguiente forma:

Se le realizará la valoración neurológica básica que comprende en realizar una serie de preguntas y órdenes, dentro de las pautas para calificar esta escala el médico se comunicará con la persona y preguntará si se encuentra bien, nombre, edad, algunas preguntas que denoten que el paciente se encuentra consiente en tiempo (año en el que se encuentra), espacio (dónde se encuentra) y persona (quién es), si el paciente es capaz de responder a todas estas preguntas tendrá una calificación de 5 puntos, de no realizarlo el médico seguirá disminuyendo dicha puntuación, además se valorará el tipo de respuestas de lenguaje de la persona, es decir si es capaz de formar oraciones, comunicarse o entablar conversación, o solo puede formar palabras y se evaluará la presencia de dificultad para pronunciar monosílabos. . (Navarrete et al, 2008).

Dentro de la valoración motriz de la persona se evaluará si es capaz de realizar movimientos tras indicaciones del médico, algún tipo de dificultad para realizar las órdenes dadas o presencia de movimientos des coordinados hasta ausencia de los mismos. (Leciñana, 2011)

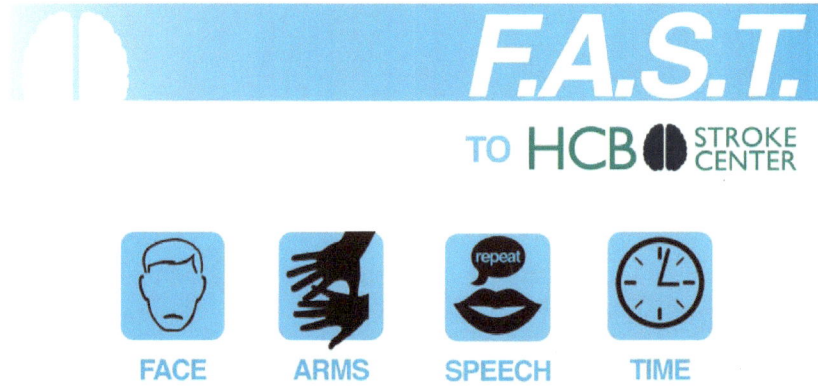

Hospital Clínica Benidorm (2017). El ICTUS que se "esconde" detrás de síntomas menores puede causar peores secuelas. [Figura]. Recuperado de: https://www.clinicabenidorm.com/ictus/

Acompañado de dicha valoración se realizan varios estudios de gabinete, entre ellos exámenes sanguíneos, rayos x, entre otros tras el previo consentimiento del paciente y de familiar para poder llegar a tomar decisiones para el futuro tratamiento de la persona.

La atención médica brindada al paciente siempre dependerá el nivel de atención en el que se encuentre ya que el manejo no es el mismo en un centro de salud que en un hospital donde se tiene acceso a exámenes de laboratorio y estudios radiográficos las 24 horas del día y son de mayor complejidad (Ustrell, Serena, 2007).

Un paciente con ICTUS siempre requerirá de cuidados especiales y de la valoración de un médico especialista para su manejo, así que al encontrarse en una casa de salud de menor complejidad lo más posible es que sea referido hacia una de mayor complejidad donde se cuente con el profesional y la sala de manejo requerida, por ende se ha diseñado una cadena de manejo para pacientes con ICTUS en la que constituyen los siguientes pasos:

1. Identificación de sintomatología característica de ICTUS.
2. Determinación de una necesidad de manejo de urgencia.
3. Comunicación con centro de mayor complejidad para las directrices pertinentes y en el mejor de los casos, comunicación con el médico especialista.
4. Referencia del paciente con diagnóstico presuntivo de ICTUS.
5. Recepción en sala de emergencia y manejo del equipo capacitado para ICTUS.
6. Realización de los exámenes complementarios para un diagnóstico definitivo.
7. Una vez corroborado el diagnóstico, el médico especialista con su equipo médico comenzará las primeras medidas de tratamiento para manejo de la enfermedad (Leciñana, 2011).

Para el transporte del paciente el médico utilizará medios oficiales o particulares para su traslado (Ustrell, Serena, 2007).

La comunicación entre el sistema de salud es fundamental para la valoración, transporte y actuar médico, por ende la identificación de sintomatología y referencia del paciente de manera urgente hacia una casa de salud de mayor complejidad para la atención necesaria de una manera eficaz y oportuna evitará varias complicaciones (Ustrell, Serena, 2007).

## BIBLIOGRAFÍA

1. Pedro Navarrete Navarro[a], Francisca Pino Sánchez[a], Rafael Rodríguez Romero[b], Francisco Murillo Cabezas[c] y M. Dolores Jiménez Hernández. (2008). Manejo inicial del ictus isquémico agudo. Sociedad Española de Medicina Intensiva, Crítica y Unidades Coronarias, páginas 411-456
2. Xavier Ustrell-Roig [a]y Joaquín Serena-Leal.(2007). Ictus. Diagnóstico y tratamiento de las enfermedades cerebrovasculares. Rev Esp Cardiol, Vol. 60, páginas;:753-69
3. M. Alonso de Leciñana??, J.A. Egido, I. Casado, M. Ribó, A. Dávalos, J. Masjuan, J.L. Caniego, E. Martínez Vila, E. Díez Tejedor, por el Comité ad hoc del Grupo de Estudio de Enfermedades Cerebrovasculares de la SEN: , B. Fuentes (Secretaría), J. Álvarez-Sabin, J. Arenillas, S. Calleja, M. Castellanos, J. Castillo, F. Díaz-Otero, J.C. López-Fernández, M. Freijo, J. Gállego, A. García-Pastor, A. Gil-Núñez, F. Gilo, P. Irimia, A. Lago, J. Maestre, J. Martí-Fábregas, P. Martínez-Sánchez, C. Molina, A. Morales, F. Nombela, F. Purroy, M. Rodríguez-Yañez, J. Roquer, F. Rubio, T. Segura, J. Serena, P. Simal, J. Tejada y J. Vivancos. (2011). Guía para el tratamiento del infarto cerebral agudo. Elsevier, Vol. 29, páginas 65-130.
4. Ministerio de sanidad y política social de Madrid. (2009). Guía de Práctica Clínica para el Manejo de Pacientes con Ictus en Atención Primaria. Madrid, España: Oscar Aguado Arroyo, Carmen Aleix Ferrer, José Álvarez Sabín, Ángel Cacho Calvo, Mª Isabel Egocheaga Cabello, Javier Gracia San Román, Jaime Masjuan Vallejo, Juan Carlos Obaya Rebollar, Beatriz Nieto Pereda, Raquel Ramírez Parrondo, Paloma Roset Monrós y José Vivancos Mora
5. Ministerio de sanidad y política social de Madrid. (2009). Estrategia en Ictus del Sistema Nacional de Salud. Madrid, España: Francisco Villoria Medina, Juan Oliva Moreno, Susana Viñas Diz, Juan Carlos Martí Canale, Teresa Vázquez Pumariñ, Luis García-Castrillo, Pablo Irimia Sieira, Isidoro Sánchez Blanco, Montserrat Bernabeu Guitart, Jordi Pujiula Masó, José Álvarez Sabín, Dolores Pomares Martínez, Teresa Catalán Sastre, Olga Mateo Sierra, Manuel Domínguez Sardiña, Pedro Castro de Castro, Miguel Puyuelo Sanclemente, M.ª Elena Castejón de la Encina, Roberto Petidier Torregrossa, Fernando Civeira Murillo, M.ª José Peña Gascón, Sergi Blancafort Alias, M.ª Isabel Egocheaga Cabello, Pedro Navarrete Navarro, Eva M.ª Garcés Trullenque, Nieves Martell Claros, Pedro Armario García, Luis Nombela Cano,

# 8. TOMOGRAFÍA COMPUTARIZADA
*MD. Rashell Díaz*

## TOMOGRAFÍA COMPUTARIZADA

**Introducción**
El concepto que se utiliza científicamente en la tomografía computarizada (TC) se enfoca tecnológicamente como un aparato que sirve para realizar diagnósticos con imágenes. Uno de los principales instrumentos es el equipo de rayos X, un equipo especial para crear una serie de imágenes transversales del cuerpo. (NIH, 2018)

Entre los usos que da este este tipo de método se incluye la exploración de:
- Huesos fracturados
- Cánceres
- Coágulos de sangre
- Signos en enfermedad cardiaca
- Hemorragia interna

La pregunta es ¿Cómo se realiza el procedimiento de TC?, lo primero que debemos saber es que el paciente va a permanecer inmóvil sobre una mesa, en posición decúbito supino o decúbito dorsal, es una posición anatómica del cuerpo humano que se caracteriza porque el paciente va a estar corporalmente acostado boca arriba, generalmente en un plano paralelo al suelo. La mesa pasa lentamente a través del centro de una gran máquina de rayos X. Es un procedimiento que no causa dolor. Durante ciertas pruebas, el paciente recibe ciertos materiales de contraste, también conocidos como agentes o medios de contraste, que son usados para mejorar fotografías del interior del cuerpo producidas por rayos X. Este proceso se da por medio de una computadora la cual recolecta varios cortes de manera continua, los cuales se pueden acumular de manera digital para formar una imagen tridimensional del paciente con mayor facilidad y de manera visible, es decir que de esta manera se podrá observar e identificar con mejor claridad y ubicación las estructuraras básicas, así como de posibles tumores o aspectos anormales en el cuerpo humano. (NIH, 2018)

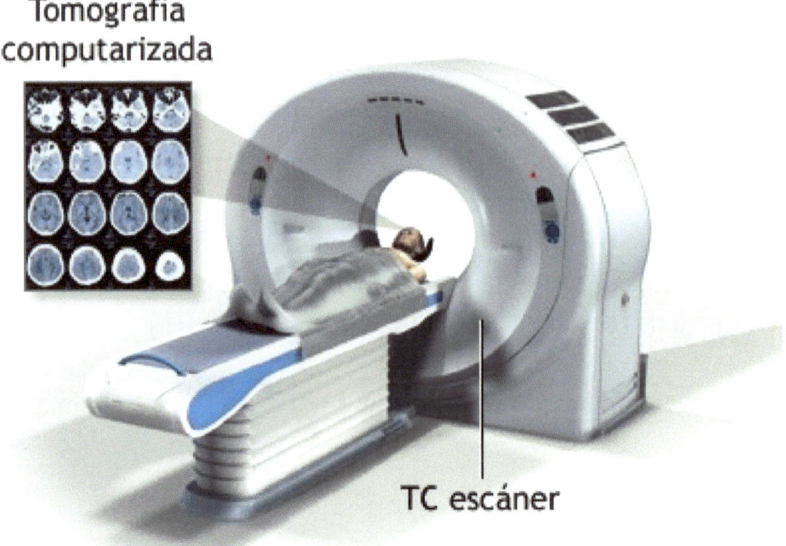

*Figura Nº 1.* Tomografía computarizada realizada a nivel cerebral. Fuente: (Levy, 2018)

Este equipo emite imágenes con un despliegue de los cortes de manera individual de forma ordenada, de esta manera consigue formar una imagen 3D del paciente que muestre el esqueleto, los órganos y los tejidos, así como cualquier anormalidad que el médico este enfocado en diagnosticar (NIH, 2018).

Este método tiene muchas ventajas, incluyendo la capacidad de rotar la imagen 3D en el espacio o ver los cortes en sucesión, haciendo más fácil encontrar el lugar exacto donde se puede localizar un problema (NIH, 2018).

Los escaneos por TC es necesario utilizar este tipo de aparatos para identificar enfermedades o lesiones dentro de varias regiones del cuerpo. Por ejemplo, la TC ha llegado a ser una herramienta útil para detectar posibles tumores o lesiones en la cabeza.

Se puede solicitar un escaneo por TC del corazón cuando se sospechan varios tipos de cardiopatías o anormalidades. Una TC también se puede utilizar para obtener imágenes de la cabeza para localizar lesiones, tumores, coágulos que puedan ocasionar un derrame cerebral, hemorragias y otros padecimientos (Sánchez, 2017).

La diferencia que existe entre los rayos X convencionales, y la tomografía es la cantidad de radiación que se transmite a un paciente. Como por ejemplo, en una TC de la cabeza puede producir el equivalente a 100 rayos X de tórax. Por esta razón, es importante que las TC estén limitadas solamente a aquellos casos donde el beneficio que se pueda obtener supere en forma importante al riesgo incrementado (Notificación de Salud Pública de la FDA, 2001).

Sin lugar a dudas, es el diagnóstico por imagen una de las especialidades médicas con mayor aplicación del exponencial desarrollo científico técnico hasta la fecha y lo ha hecho con el uso de todo este avance tecnológico intencionado, en gran medida, a aumentar la certeza diagnóstica (NIH, 2018).

La tomografía computarizada sin contraste se ha convertido en la principal modalidad de imagen en la evaluación inicial del ICTUS agudo, y esto se dio por varias razones. En primer lugar por ser un estudio de imagen que está ampliamente disponible a comparación de la resonancia magnética. En segundo lugar por ser un equipo actualmente el más moderno sin que sea necesariamente la administración de un medio de contraste para obtener una imagen cerebral en cuestión de segundos. En tercer lugar, debido a las diferencias inherentes en la estructura de la máquina y la función, es mas fácil manejar a un paciente inestable durante el escaneo por tomografía computarizada y además mejor tolerado en el caso de personas que sufren claustrofobia, y finalmente es suficientemente bueno como método de imagen para responder a la pregunta básica en cuanto de que accidente cerebrovascular el medico se está enfrentando, siendo así isquémico, hemorrágico o debido a una causa no vascular (NIH, 2018).

Una TC se considera muy precisa para identificar hemorragias y causas que no son vasculares, además se puede también identificar cambios isquémicos tempranamente en las personas que pueden presentar ICTUS moderado o severo, es por ello que no hay dudas de que este procedimiento de imagen es la prueba de elección como herramienta diagnóstica y guía de tratamiento (Sánchez, 2017).

Entonces debemos tener en claro la necesidad de la realización de una tomografía en las personas que cursas esta patología por permitir la diferenciación clara entre un accidente cerebro vascular isquémico y hemorrágico por su alta especificidad desde las primeras horas del debut clínico, la prontitud con la que se haga un diagnóstico certero permitirá el tratamiento adecuado con un mejor desenlace (Sánchez, 2017).

Sin embargo, debemos tener en cuenta las realidades a las que estamos expuestos y que suponen un verdadero dilema. Cada día aumenta la disponibilidad de estos métodos de imagen, pero, por otra parte, la mayoría de las instituciones no disponen de un especialista capacitado es decir de un especialista en Imagenología que esté disponible las 24 horas del día para la pronta interpretación de este estudio (Sánchez, 2017).

De forma similar, antiguamente la interpretación de un electrocardiograma era limitada a es especialistas en Cardiología, en cambio con el pasar de los años se exige su interpretación a todo médico en un servicio de emergencia, lo mismo está ocurriendo con los estudios de TC. Básicamente un tomógrafo es un equipo de rayos X en el cual la placa radiográfica la sido sustituida por detectores que recogen las diferentes atenuaciones del haz de rayos X que gira alrededor para el correspondiente algoritmo matemático. El grado de atenuación del haz de imágenes se cuantifica y se expresa en unidades Hounsfield (UH) (Sánchez, 2017).

Los valores de atenuación oscilan entre -1000 UH, correspondiente al aire, a 3000 UH, correspondiente al hueso, mientras que la densidad del agua corresponde a cero UH. Dichos valores se muestran en las imágenes usando una escala de grises donde el negro representa la menor densidad y el blanco la mayor densidad. Es decir que la evaluación de todo estudio con TC realmente se trata de la evaluación de la diferencia de atenuaciones (Sánchez, 2017).

En la TC craneal, cada atenuación tisular se produce por la diferencia de absorción entre las materias blancas y grises, de acuerdo con sus contenidos mielínicos y, en consecuencia, grasos. La grasa y el aire presentan valores de atenuación bajos y pueden identificarse fácilmente. El líquido cefalorraquídeo (LCR) tiene un valor de atenuación similar al del agua, y aparece en color gris oscuro (NIH, 2018).

Los diferentes procesos patológicos pueden manifestarse como resultado de la presencia de edema en la lesión o en estructuras adyacentes. Se deben buscar diferencias de atenuación entre tejidos que puedan sugerir un evento isquémico y diferenciarlo del edema producido por procesos inflamatorios o tumorales (NIH, 2018).

En la siguiente imagen (A) se muestra un corte de tomografía computarizada craneal sin contraste a las 72 horas posterior a un episodio ICTAL, existe un área con disminución de la atenuación la cual es "hipodensa", de morfología trapezoidal temporoparietal derecha con afectación córtico-subcortical secundaria a edema citotóxico por infarto isquémico agudo en territorio de una arteria del cerebro llamada arteria cerebral media derecha (NIH, 2018).

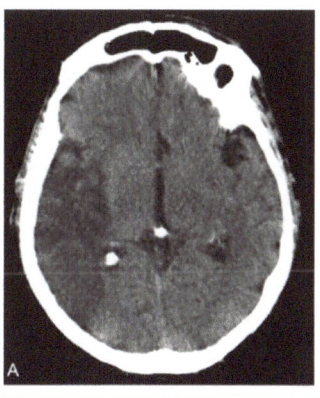

En la imagen (B), se encuentra de la misma manera, un corte de tomografía computarizada craneal sin contraste de un paciente diferente, donde se aprecia área hipodensa de morfología digitiforme con la típica apariencia de edema conocido como "dedos de guante".

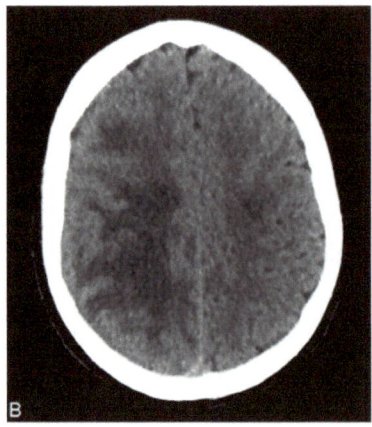

En los últimos 15 años se ha definido el uso de la tomografía computarizada (TC) en ICTUS isquémico agudo y se han introducido técnicas avanzadas de neuroimagen como otro método diagnóstico de imagen que viene a ser la resonancia magnética (RM) de difusión – perfusión, angio-TAC, angio-RM), que permiten analizar la lesión parenquimatosa establecida, la perfusión cerebral global y del territorio afectado, detectar afección vascular intracraneal y extracraneal concomitante y tejido cerebral viable y la penumbra isquémica, incorporando conceptos fisiológicos a la práctica clínica diaria de los médicos así como también personal relacionado con el ámbito médico. (Sánchez, 2017).

La tomografía computarizada simple puede ser patológica en las primeras 3 horas del episodio en el 75% de los pacientes con infarto de la arteria cerebral media. Los signos precoces incluyen hipodensidad o edema tisular focal en la sustancia gris de la corteza cerebral y núcleos de la base. Estas áreas del cerebro más densas en tomografía computarizada que la sustancia blanca se reducen con el tiempo desde la oclusión del vaso en el núcleo del infarto (Sánchez, 2017).

La hipodensidad conlleva reducción severa de la perfusión y la extensión de la hipodensidad precoz en las primeras 3-6 horas predice el volumen de infarto final con escasas excepciones. La detección de lesiones isquémicas cerebrales precoces mejoran cuando el medico encargado en realizar dicho examen emplea ventanas de anchura y niveles variables, que acentúan las diferencias de atenuación entre el parénquima cerebral normal y el que presenta signos sutiles de isquemia aguda (Sánchez, 2017).

**Empleo como primer estudio de imagen en ICTUS**
Este estudio se realiza ya que es necesaria una evaluación en el caso de sentir síntomas y signos el paciente al ir a un médico, preferentemente un Neurólogo, observará los síntomas como las molestias y los signos que presenta aquella enfermedad. Comienza con el enfoque en las técnicas que se diagnóstica por medio de este trabajo, las cuales ayudan para confirmar la sospecha, y de esta manera establecer el tipo de ictus y aclarar otros aspectos que ayudan a decidir el tratamiento más adecuado para cada paciente. (AHA, 2016)

En primer lugar, el neurólogo deberá estar seguro del diagnóstico de ictus excluyendo otras enfermedades, para a continuación determinar el tipo de ictus y aclarar si es isquémico o hemorrágico. Para alcanzar esta seguridad el médico tratante deberá realizar los exámenes adecuados es por ello que se toma la decisión de utilizar el equipo de TC. (Sánchez, 2017)

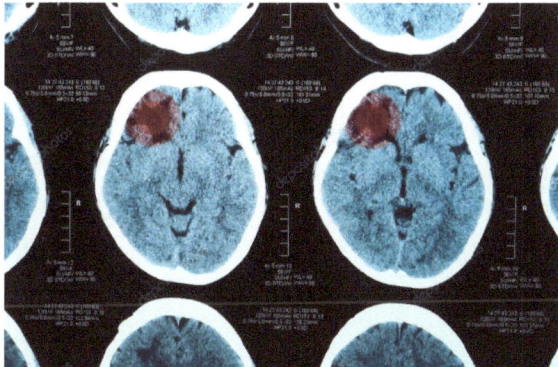

Figura N° 8. Imágenes de una tomografía computarizada del cerebro. Fuente: (Levy, 2018)

Según menciona NIH (2018) "Para excluir patología no vasculocerebral y confirma el tipo de ICTUS, si éste es isquémico o hemorrágico, empleamos técnicas que nos permiten ver el cerebro". Como es el equipo de Tomografía Axial Computadorizada de Cráneo (TAC de Cráneo). Esta ayuda a identificar con mayor seguridad la existencia de un infarto cerebral (NIH, 2018).

Aunque el termino ICTUS es un diagnostico que clínicamente puede ser identificado, aproximadamente en un 13% puede ser inexacto es por ello que el papel de la tomografía computarizada (TC) inmediata suele ser doble, diagnosticar o excluir hemorragia intracerebral o identificar la presencia de una lesión estructural subyacente que puedan imitar clínicamente un ICTUS (NIH, 2018).

Es importante saber que de primera línea en todo paciente con sospecha de ICTUS la tomografía computarizada craneal se considera como la estrategia que ha demostrado la mejor relación coste – efectividad, esta ayuda a los médicos a distinguir con gran precisión un ICTUS isquémico de uno hemorrágico; descartar la posible presencia de lesiones intracraneales de origen no vascular que pueden llegar a ser causantes de un cuadro ictal, como puede ser la presencia de un tumor, absceso o de un hematoma entre otros, también nos puede mostrar la presencia de infartos antiguos cuya localización y tamaño orientan hacia la etiología de la enfermedad cerebro vascular. (AHA, 2016)

Durante las primeras seis horas de la isquemia cerebral la TC puede ser normal, pueden identificarse en este periodo de tiempo signos precoces de isquemia que se suelen asociar a mal pronóstico. (Sánchez, 2017)

# BIBLIOGRAFÍA

1. NIH. (2018). *Tomografía Computarizada (TC)*. Obtenido de National Institute of Biomedical Imaging and Bioengineenring: https://www.nibib.nih.gov/espanol/temas-cientificos/tomograf%c3ADA-computarizada-tc
2. Sánchez, E. (2017). *Análisis del manejo extrahospitalario del ictus en fase aguda*. Obtenido de: http://eprints.ucm.es/44725/1/T39267.pdf
3. AHA. (2016). Soporte vital cardiovascular avanzado. Recuperado de: https://ebooks.heart.org/es/epubreader/libro-del-proveedor-de-svcaacls-en-versin-electrnica.

## 9. TRATAMIENTO
*MD. Teresa Salas*

## TRATAMIENTO

Dentro de las posibilidades que existen para el tratamiento del ICTUS isquémico están divididas en dos fases, agudas y tardías, dentro de la fase aguda tenemos a la terapia farmacológica y terapias mecánicas o endovascular.

**Fase Aguda**
Terapia Farmacológica
Trombólisis endovenosa e intra arterial
Trombólisis endovenosa.
El tratamiento con fibrinolíticos son un grupo de medicamentos, los cuales ayudan a disolver los coágulos que obstruyen las arterias, tiene un efecto más potente que el de algunos anticoagulantes y antiagregantes plaquetarios.1(Pareja, et al. 2018, p. 4).

El tratamiento trombolítico para el ictus mediante la administración de fibrinolíticos intravenoso es un tratamiento eficaz y seguro, autorizado en Estados Unidos desde 1996, en Canadá desde 1999 y en la Unión Europea desde 2002. Aunque aumenta el riesgo de transformación hemorrágica del infarto ha demostrado un disminuir el riesgo de muerte y dependencia si se administra hasta 4,5 horas tras el inicio de los síntomas; el beneficio es mayor cuanto más precozmente se administre.1(Pareja, et al, 2018, p. 4).

Este tratamiento está basado en la restitución precoz de la circulación en el territorio afectado mediante la recanalización de una arteria intracraneal ocluida que preserva la perfusión del tejido neuronal dañado reversiblemente en la zona de penumbra, la reperfusión del tejido afectado preserva la función del tejido neuronal con daño aún reversible.2 (Aguilera., Aranda., Del Campo., Lopera., Soriano, 2015, p. 91).

Para poder brindar un tratamiento eficiente, la valoración de los criterios de inclusión y exclusión para el tratamiento con fibrinolíticos es primordial, y de estos depende la respuesta al mismo.

***Tabla 1.*** Criterios de inclusión para tratamiento con fibrinolíticos.

| **Criterios de inclusión** |
|---|
| Ictus establecido mayor a 30 minutos. |
| Aunque periodo de ventana establecido en 4,5 horas, los beneficios dentro de las primeras 3 horas son muy superiores. |
| Déficit neurológico. |
| Edad superior a 18 años. |
| Aceptación de consentimiento informado. |
| 6. A tener en cuenta:<br>- Ictus del despertar: En estos casos se deberá realizar un estudio de difusión perfusión para objetivar el área de penumbra y la zona del cerebro que aún es recuperable.<br>- Comienzo de los síntomas, si no se conoce, recabaremos información sobre el último momento en que el paciente se encontraba con sintomatología. |

Adaptado de Aguilera, Et al, 2015

*Tabla 2*. **Criterios de exclusión para tratamiento con fibrinolíticos.**

| Criterios de exclusión |
|---|
| Más de 4'5 horas desde el inicio de los síntomas, o tiempo de evolución desconocido, como por ejemplo, ictus al despertar (en algunos centros pueden existir protocolos específicos para estos pacientes, pero en general están excluidos del tratamiento) |
| Tensión arterial mayor de 185/105 que no se consiga controlar con medidas habituales. |
| Glucemia menor de 50 o mayor de 400. |
| Plaquetas inferiores a 100.000/ milímetro cúbico. |
| Tratamiento con Heparinas de bajo peso molecular (cualquier pauta) en las 24 horas previas. |
| Uso de heparina no fraccionada |
| Tratamiento con Anti coagulantes orales: Si es con anti vitamina K (sintrom). Si es con Nuevo anticoagulante oral (apixaban, dabigatran, rivaroxaban): contraindicado si el fármaco se tomó en las últimas 12 horas, puede administrarse tratamiento trombolítico si ha transcurrido más tiempo desde la última toma. Además para dabigatran está disponible un antídoto (idarucizumab) que revierte el efecto del fármaco a los pocos minutos de su administración; en el caso de un paciente candidato a trombolisis intra venosa que hubiera tomado dabigatran en las 12 horas previas podría plantearse la administración de idarucizumab y posteriormente realizar la trombolisis, aunque por el momento no hay evidencias al respecto. |
| Diátesis hemorrágica conocida. |
| Hemorragia grave manifiesta en los últimos 21días (incluyendo sangrado gastrointestinal o urinario) |
| Neoplasia con riesgo de hemorragia aumentado. |
| Retinopatía hemorrágica (pe retinopatía diabética) |
| Ictus (excepto AIT) o TCE grave en los 3 meses anteriores |
| Historia conocida o sospecha de antecedente de hemorragia intracraneal (cerebral, subaracnoidea o hemorragia por aneurisma) |
| Antecedentes de lesión del SNC (neoplasia, aneurisma, cirugía intracraneal o cirugía espinal, excluyendo la cirugía por hernia discal) |
| Aneurismas arteriales o malformaciones vasculares. |
| Punción de vaso sanguíneo no compresible (yugular o subclavia) en los 7 días anteriores |
| Punción lumbar en los 7 días anteriores. |
| Cirugía mayor o traumatismo grave en los 14 días anteriores. |
| Masaje cardiaco externo traumático en los 10 días anteriores. |
| Biopsia hepática o pulmonar en los 14 días anteriores. |
| Infarto agudo de miocardio en las 4 semanas anteriores. |
| Endocarditis bacteriana o pericarditis. |

| |
|---|
| Pancreatitis aguda. |
| Enfermedad hepática grave |
| Enfermedad ulcerativa gastrointestinal documentada en los 3 meses anteriores |
| Embarazo. |
| Parto obstétrico en el mes anterior. |

Adaptado de Pareja, et al, 2018.

El paciente tratado con fibrinolíticos intra venosos debe estar sujeto a un control estricto de Tensión arterial y función neurológica; idealmente debería permanecer en una Unidad de ICTUS al menos las 24h siguientes a la administración del tratamiento, o si esto no es posible en una unidad de cuidados intensivos (Pareja, et al, 2018, p7).

Se administrará el medicamento trombolítico, alteplasa a dosis de 0.9 mg/kg de peso en dos fases: el 10% del total se inyecta en bolo intravenoso en 1 minuto y tras un tiempo de espera de 5 minutos, se procede a la perfusión en bomba del 90% restante en 60 minutos. En ningún caso se superará la dosis máxima de 90 miligramos (Aguilera, et al., 2015, p. 95).

**Trombólisis intraarterial**
La trombólisis intraarterial con fármacos urokinasa es razonable en pacientes que presentan con oclusión de la arterial cerebral media en los que el acceso del catéter directo para embolectomía está excluido por razones anatómicas, siempre y cuando la trombólisis pueda ser completada dentro de 6 horas de aparición de los síntomas.[2](Aguilera, et al., 2015, p. 105).

**Terapia mecánica**
**-Trombectomía mecánica**
EL tratamiento endovascular es un procedimiento o maniobra por medio del cual se introducen catéteres que se en la luz del vaso sanguíneo para recanalizar vasos obstruidos.

Las nuevas evidencias demuestran el beneficio del tratamiento endovascular y, en concreto, de la trombectomía mecánica, apoyan la implementación de estos tratamientos en el manejo clínico del ictus isquémico en nuestro medio. Se deberá solicitar un estudio de angio tomografía computarizada en aquellos pacientes que pudieran ser candidatos a recibir este tratamiento (Valenti, Irimia, 2018, p. 183).

Nuevos dispositivos para la trombectomía mecánica permiten la extracción del trombo en un tiempo reducido. Dichos dispositivos se emplean en pacientes en caso de una fibrinólisis fallida o en combinación con la misma (Zander, Vicente, García, Aznárez, Maynar, 2016, p. 44).

La evolución del tratamiento y la neuro radiología intervencionista, hace que aquellos casos que se nos presentaban como contraindicaciones absolutas y en algún caso relativas, puedan ser resueltas de forma intervencionista (Aguilera, Et al, 2015, p 101).

**Indicaciones**
Según Valenti e Irimia (2018, p. 183) postula las siguientes

-Edad mayor o igual a 18 años.
-Tiempo de evolución desde el inicio de los síntomas hasta el tratamiento endovascular menor a 6 horas. En casos seleccionados y según resultados de prueba de imagen, la ventana temporal puede ampliarse hasta 24 horas.
-Oclusión aislada de arteria carótida interna distal (carótida interna intracraneal u oclusión en T) o arteria cerebral media proximal.
-Tomografía computarizada sin alteraciones.
-Previamente tratados con trombólisis intravenosa según protocolo en menos de 4,5 horas sin lograr recanalización.
-Contraindicaciones para trombólisis intravenosa.

***Tabla 3.*** Contraindicaciones para el tratamiento endovascular según Código de ICTUS Comunidad Valenciana.

| Generales para cualquier procedimiento endovascular. |
|---|
| Evidencia de hemorragia en tomografía cerebral. |
| En general, se consideran candidatos los pacientes hasta los 80 años, individualizándose su contraindicación a partir de esa edad, según la situación del paciente. |
| Situación de dependencia, demencia previa o enfermedad concomitante grave o mal pronóstico a corto plazo. |
| Evaluación o demora hasta el inicio del tratamiento superior a ventanas terapéuticas mencionadas. |
| Ausencia de oclusión arterial en gran vaso. |
| Datos clínicos o de pruebas complementarias que indiquen escasa o nula posibilidad de recuperación. |
| Síntomas menores o en mejoría franca antes de empezar procedimiento y ausencia de oclusión arterial demostrada. |
| Ictus isquémico extenso en el mismo eje vascular en las seis semanas previas (ictus en otro territorios permitiría el tratamiento endovascular). |
| Hipertensión arterial > de 185/105 milímetros de mercurio al inicio del procedimiento y que se mantiene a pesar de tratamiento o que requiere tratamiento agresivo para su reducción. |
| Hiperglucemia >400 miligramos/decilitro o hipoglucemia <50 miligramos7decilitro mantenida a pesar de tratamiento adecuado. |
| Insuficiencia renal con creatinina >3 miligramos/decilitro. |
| Inestabilidad Hemodinámica. |
| Imposibilidad de acceso vascular. |
| Sepsis o endocarditis bacteriana. |
| Vasculitis. |
| Disección aórtica aguda. |
| Alergia al contraste iodado con riesgo vital (algo más que una reacción cutánea), Si la función renal es adecuada, a juicio del neuroradiólogo, se valorará la utilización de gadolinio como contraste intravascular. |

***Tabla 3.*** Contraindicaciones para el tratamiento endovascular según Código de ICTUS Comunidad Valenciana.

| Específicos para trombectomía mecánica. |
|---|
| Recuento de plaquetas menor de 30 000/ milímetro cúbico. |
| Tratamiento con heparina |
| Tratamiento con anticoagulantes orales e INR mayor de 3. |

Adaptado de Rengel, et al, 2018, p94

**Fase Tardía (después de 24 horas del evento)**

1. **Antiagregantes plaquetarios**

-Todos los pacientes con accidente cerebro vascular agudo que no recibían algún antiagregante plaquetario, deben recibir un antiagregante plaquetario inmediatamente después de haber descartado hemorragia intracerebral por medio de una neuroimagen (Esnaola, Gregori, 2014, p. 20).

-La dosis de carga de ácido acetil salicílico debe ser de 160 a 325 miligramos. Luego se debe continuar con ácido acetil salicílico (80 a 325 miligramos / día.

-En aquéllos pacientes que recibían ácido acetil salicílico previo al accidente cerebro vascular se puede considerar rotar a clopidogrel. Si se quiere un comienzo de acción rápido, se puede considerar una dosis de carga de 300 mg y luego dosis de mantenimiento de 75 miligramos / día. (Esnaola, Gregori, 2014, p. 20).

2. **Anticoagulantes**

-La indicación de anticoagulación temprana con el fin de prevenir un Accidente cerebro vascular recurrente temprano, prevenir el empeoramiento neurológico o mejorar la recuperación, no se recomienda (Esnaola, Gregori, 2014, p. 21).

-En pacientes con válvulas protésicas, con accidentes cerebro vascular discapacitante y con riesgo de transformación hemorrágica, se debe suspender la anticoagulación durante por lo menos una semana e indicar ácido acetil salicílico (Esnaola, Gregori, 2014, p. 21).

-En pacientes con isquemia y fibrilación crónica o paroxística (valvular o no valvular), la anticoagulación es el tratamiento de elección (Esnaola, Gregori, 2014, p. 21).

La fibrinólisis intravenosa ha demostrado ser superior al tratamiento conservador del ictus isquémico, sin embargo, su eficacia es limitada en oclusiones de vasos grandes tal como la arteria cerebral media o la arteria carótida interna con un fracaso del 90% en la última (Zander, et al, 2016, p. 43).

# BIBLIOGRAFÍA

1. Pareja A., Boscá M., Galiano R., Chamarro R., Gil R., Ponz A., Campins M., Lago A., Aparici F., López N., Gallego J., Soriano C., Vilar C., Pons J., Domingo F., 2018, Guía para el manejo de Ictus Isquémico, Guía Ictus Isquémico Agudo Recuperado de https://www.svneurologia.org/wordpress/wp-content/uploads/2018/03/Gui%CC%81a-ictus-isquemico-agudo-2018.pdf
2. Aguilera M., Aranda F., Del Campo E., Lopera E., Soriano F., 2015, Código Ictus, Procedimiento Conjunto de la actuación ante el Ictus en la fase aguda en la provincia de Córdoba. Recuperado de http://tiempoescerebro.com/wp-content/uploads/2018/06/PROCEDIMIENTO-DE-ATENCIO%CC%81N-AL-ICTUS.pdf
3. Rengel MD, Gil Romero G., De Freitas Rodríguez A, Sanchis Garciá JM, Guijarro Rosaleny j, Palmera da Creuz, 2018, Trombectomía mecánica en el Ictus: Análisis retrospectivo de un año de experiencia. Intervencionismo, 18(3), 89-97. Recuperado de http://revistaintervencionismo.com/wp-content/uploads/2018_03_original2.pdf
4. Valenti R., Irimia P., 2018, Ictus en fase aguda, Guías de actuación en urgencias, 179-185, Clínica Universidad de Navarra. Recuperado de https://www.cun.es/dam/cun/archivos/pdf/...cun/urgencias/guia-actuacion-ictus
5. Zander T., Vicente S., García C., Aznárez J., Maynar M., 2016, Trombectomía mecánica primaria como tratamiento de la oclusión aguda de arterias intracerebrales. Emergencias, 28, 41-44, España. Recuperado de emergencias.portalsemes.org/...primera-como-tratamiento...aguda-de-arterias-intracer...
6. Esnaola M., Gregori L., 2014, Protocolo de manejo del ataque cerebrovascular (ACV) isquemico agudo, Programa Nacional de Prevención y Control de Enfermedades Cardiovasculares. Recuperado de http://www.msal.gob.ar/images/stories/bes/graficos/0000000830cnt-2014-10_protocolo-manejo-acv-isquemico.pdf

# 10. SECUELAS FÍSICAS TRAS UN INFARTO CEREBRAL
*MD.Lisbeth Pruna Vera*

## SECUELAS FÍSICAS TRAS UN INFARTO CEREBRAL

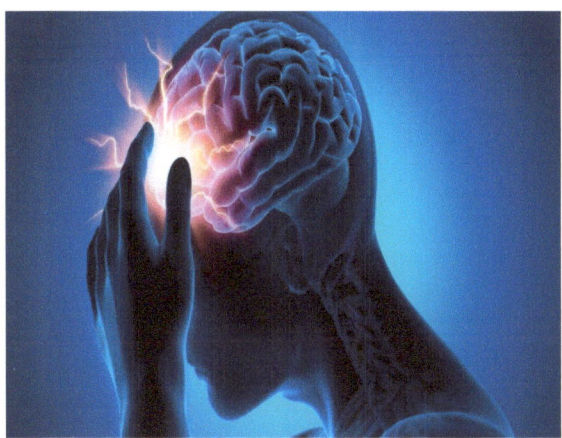

El evento cerebrovascular es la primera causa de invalidez en los adultos y es la segunda causa de muerte. Según cifras de la Organización Mundial de la Salud (OMS), 15 millones de personas sufren un ACV por año en todo el mundo y alrededor de 5 millones quedan con secuelas permanentes.

Evento cerebro vascular hace referencia a una alteración neurológica aguda tras la interrupción del aporte sanguíneo a una zona específica del cerebro.

Un ataque cerebral se produce cuando una parte del cerebro deja de recibir sangre por la oclusión de una arteria.

Sin oxígeno, las células cerebrales pueden sufrir daño o morir, causando diferentes efectos según en qué parte del cerebro se produzca. (Adaptado soporte vital cardiovascular avanzado)

Los accidentes cerebrovasculares no tratados a tiempo pueden causar la muerte o dejar distintas secuelas irreversibles en el cuerpo.

**Señales de alerta que no deben pasar inadvertidas**
– Entumecimiento, falta de sensación, debilidad o parálisis repentinas en la cara, brazos o piernas, especialmente en un solo lado del cuerpo.
– Confusión súbita, problemas repentinos para hablar o entender.
– Problemas repentinos para ver con uno o los dos ojos.
– Dificultad para caminar, mareo, vértigo, pérdida del equilibrio o falta

– Dolor de cabeza súbito y severo sin causa conocida.

**Entre las secuelas más frecuentes tenemos:**

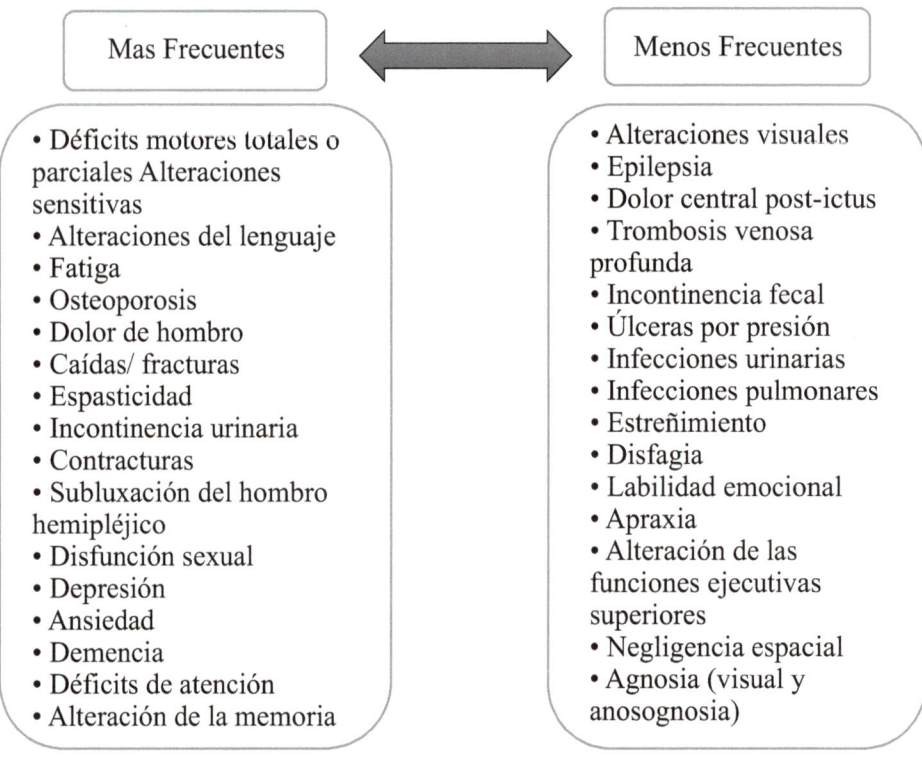

Adaptado de la guía de practica clínica 2014

**Alteraciones motoras:**

Tras haber sufrido un infarto cerebral puede quedar una discapacidad secundaria que afecte al movimiento manifestándose como una pérdida de fuerza se denomina plejia o parálisis.

Los trastornos visuales también son frecuentes. A veces se produce una pérdida de visión de la mitad del campo visual, lo que se denomina hemianopsia. Otras veces puede ocurrir que el paciente no sea consciente de esta pérdida de visión de la mitad del campo visual.

Puede que también se produzca un trastorno en el lenguaje. Se denomina afasia cuando el paciente es incapaz de comprender y/o de emitir ningún tipo de lenguaje adecuado. La disartria es una alteración del habla, que se manifiesta por dificultades a la hora de articular las palabras. Algunos pacientes son incapaces de emitir ninguna palabra, lo que se denomina mutismo (Galicia Clin 2009).

En otros casos puede originarse un trastorno de la sensibilidad, que se manifiesta como hormigueo, sensaciones desagradables o falta de sensibilidad al tacto. Estas alteraciones generalmente se producen en un único lado del cuerpo y suelen acompañarse de problemas del movimiento en ese mismo lado (Galicia Clin 2009).

La espasticidad es otro problema que suele aparecer y consiste en una contracción permanente de ciertos músculos. Esto puede ocasionar rigidez, dolor, contracturas y dificultar algunos movimientos.

La espasticidad se tendrá en cuenta en la rehabilitación. Cuando es leve no requiere tratamiento y cuando es grave es necesario que se valore por un especialista.

El dolor central es un tipo de dolor superficial como quemante o punzante que empeora al tacto, con el agua o con los movimientos y que se ha asociado en un pequeño porcentaje con pacientes que han sufrido un infarto cerebral.

Otro tipo de dolor que se asocia con pacientes que han sufrido un infarto cerebral es el dolor de hombro del brazo paralizado.

Otra posible secuela es la dificultad para tragar, lo que se denomina disfagia. Para ayudar al paciente con problemas de disfagia se pueden tomar medidas como modificaciones de la dieta y técnicas de alimentación seguras para prevenir la desnutrición y deshidratación del paciente.

En ocasiones el paciente puede sufrir incontinencia urinaria, que suele ser una afectación transitoria, aunque puede perdurar en pacientes con secuelas importantes.

La depresión es particularmente común, pudiendo interferir y enlentecer el proceso de rehabilitación. También es frecuente la ansiedad, la habilidad emocional, la apatía, la irritabilidad y la falta de consciencia de las secuelas del ICTUS.

A veces, tras un infarto cerebral, se presenta un deterioro cognitivo (disminución de la memoria, de la atención, orientación, dificultad en la planificación y organización en las tareas). Entre ellos:

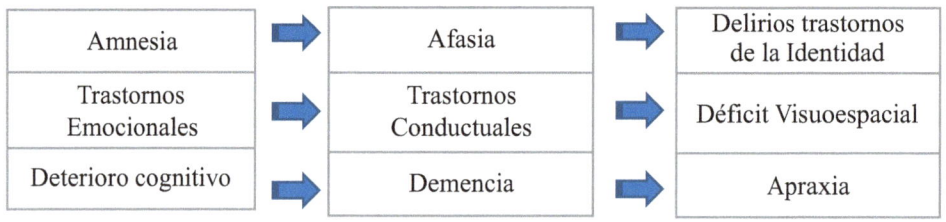

*Adaptado de OMS 2015*

## ¿Cuándo puede un paciente con ataque cerebral comenzar la rehabilitación?

La rehabilitación debe comenzar en cuanto un paciente con ataque cerebral esté estable, a veces en las 24 a 48 horas posteriores al ataque cerebral. Esta primera etapa de rehabilitación puede producirse dentro de un hospital de agudos; sin embargo, depende mucho de las circunstancias únicas del paciente individual.

Recientemente, en el estudio de rehabilitación de ataque cerebral más grande realizado en los Estados Unidos, los investigadores compararon dos técnicas comunes para ayudar a los pacientes con ataque cerebral a mejorar su marcha. Ambos métodos—entrenarse en una cinta caminadora con soporte del peso corporal o trabajar en ejercicios de equilibrio y fuerza en el hogar con un fisioterapeuta—dieron como resultado mejorías iguales en la capacidad de la persona de caminar al cabo de un año. Los investigadores encontraron que las mejorías funcionales podían encontrarse hasta un año después del ataque cerebral, lo que va en contra de la sabiduría convencional de que la mayoría de la recuperación se completa en 6 meses. El ensayo mostró que el 52 por ciento de los participantes mostró mejoría significativa en la marcha, el funcionamiento cotidiano y la calidad de vida, sin importar cuán grave fuera su impedimento, o si comenzaron su entrenamiento a los 2 o 6 meses posteriores al ataque cerebral.

**Rehabilitación**
La rehabilitación es un proceso progresivo, dinámico, orientado a objetivos que permitan que una persona con deficiencia neurológica alcance el máximo de su desarrollo físico, cognoscitivo, emocional, comunicativo, social y nivel funcional (Clin Rehabil. 2002).

La rehabilitación física mejora la recuperación funcional después del infarto cerebral e incorpora el entrenamiento en tareas funcionales; intervenciones musculoesqueléticas activas y pasivas, neurofisiológicas y cardiopulmonar y el uso de dispositivos y modalidades de asistencia (Clin Rehabil. 2002).

La movilización precoz, de alta intensidad y frecuencia, tiene un resultado menos favorable que a los 3 meses después del infarto cerebral sobre todo en los pacientes con hemorragia intracerebral, lo que sugiere que la movilización de los pacientes en las primeras 24 horas después del infarto cerebral debe ser cautelosa y limitada solo a unas pocas veces, con sesiones de menos de 10 minutos.

La movilización precoz reduce la incidencia de otras complicaciones: hombro doloroso, úlceras de decúbito, contracturas, etc. Los trabajos existentes, así como los metaanálisis indican que la fisioterapia y rehabilitación son efectivas en la recuperación funcional a medio plazo, y que esta efectividad es mayor cuando el tratamiento se instaura precozmente.

La función de la mano y el brazo puede mejorar mediante la terapia de movimientos inducidos por restricción, la práctica de tareas repetitivas frecuentes, la práctica mental, la terapia del espejo, las intervenciones para el deterioro sensorial y la realidad virtual, pero la calidad de la evidencia para apoyo de estas medidas es solo moderada y los resultados no son todos favorables.

La terapia del movimiento inducido por restricción implica limitar el brazo no parético (por ej., el uso de un guante en la mano no parética) y el entrenamiento graduado del brazo parético. La rehabilitación asistida por robot, las tareas orientadas y los dispositivos de entrenamiento del brazo podrían mejorar la fuerza muscular y la función del brazo parético, pero la calidad de la evidencia es baja.

**Movilización temprana**
Existe una importante incertidumbre sobre el momento óptimo para el inicio de la rehabilitación física en los pacientes con ataque cerebrovascular. La movilización temprana (incentivar al paciente a levantarse de la cama en las primeras 24 a 48 horas de los síntomas podría asociarse a una menor incidencia de complicaciones asociadas a:
• La inmovilidad úlceras por presión o eventos tromboembólicos)
• y a una mayor independencia funcional.

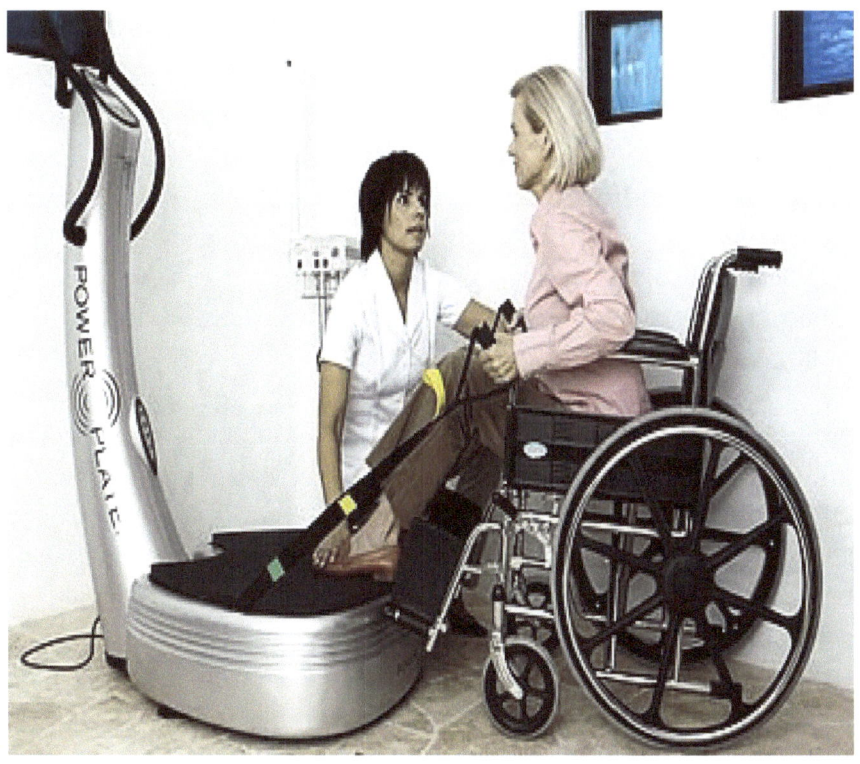

El compromiso del miembro superior por dolor, contractura o subluxación del hombro constituye una de las complicaciones músculo-esqueléticas más frecuentes durante la rehabilitación de los pacientes con infarto cerebral.

Para los pacientes que no pueden caminar en forma independiente, la rehabilitación de la marcha asistida por robot en combinación con la fisioterapia podría aumentar las probabilidades de caminar en forma independiente. La estimulación auditiva rítmica también podría ayudar a mejorar los parámetros de la marcha en los pacientes con infarto cerebral.

La inyección intramuscular de toxina botulínica tipo A es segura y reduce el tono muscular local y el dolor provocado por la espasticidad, durante un máximo de 3 meses después del infarto cerebral.

La electroestimulación neuromuscular también reduce la espasticidad y mejora el rango de movimiento después del infarto cerebral (CMAJ. 2003).

La terapia con células madre tiene como objetivo proteger al cerebro con isquemia subaguda y al tejido circundante, suprimiendo la inflamación y la apoptosis, y reparando y regenerando al cerebro crónicamente dañado, mediante la estimulación de la secreción del factor de crecimiento, el reemplazo celular y la formación de biopuentes.

En las lesiones moderadas o graves, la mayor parte de la recuperación se experimenta en los tres primeros meses tras el infarto cerebral. La recuperación prosigue, de manera más lenta hasta al menos los seis meses, y algunos pacientes continúan recuperándose levemente hasta el año. No todos los pacientes se recuperan totalmente.

El tiempo de rehabilitación que precisará un paciente (fisioterapia, terapia ocupacional, logopedia u otros) va a variar en función de los objetivos de cada caso. Así, en un paciente de edad avanzada con afectación grave, la rehabilitación se puede centrar en conseguir un traslado de la cama a la silla de ruedas con facilidad y sin lesionar al cuidador.

Esto puede realizarse en unos pocos días o semanas; sin embargo, en un paciente joven, laboralmente activo, con afectación leve o moderada del habla o de la movilidad, la rehabilitación puede durar hasta 6 meses, o hasta que alcance su mayor capacidad funcional y la reincorporación laboral.

Los pacientes que han sufrido un infarto cerebral son más propensos a tener caídas, por lo que es importante que haga los ejercicios que le recomienden para fortalecer la musculatura y entrenar el equilibrio en casa. También es importante que identifique y modifique en la medida de lo posible aquellos aspectos del hogar que puedan suponer un mayor riesgo de caídas como retirar alfombras, poner sillas de plástico en bañera o ducha, además de asideros y utilizar zapatos con suela antideslizante.

Es necesario que se establezcan una serie de cuidados para que cuando la persona vuelva a su domicilio pueda establecer una vida lo más normal posible.

**¿Cuál es el riesgo de sufrir un ictus en personas que ya han sufrido un episodio de infarto cerebral?**

Una de las principales preocupaciones ante un paciente que ha padecido un infarto cerebral es la posibilidad de que vuelva a sufrir un nuevo episodio.

En pacientes que han sufrido un infarto cerebral, entre un 20% y un 30% mueren durante los primeros meses tras el episodio. Entre los que superan el primer episodio, más de una tercera parte tienen algún tipo de dependencia al primer año.

Aunque la mayoría de las muertes tempranas están directamente relacionadas con el episodio en sí mismo, la mortalidad del primer año se ha relacionado también con otros episodios vasculares y con complicaciones relativas al déficit de movilización como infecciones o traumatismos.

Tras un ictus isquémico, el riesgo de recurrencia durante el primer año es de aproximadamente un 10% y posteriormente, de un 5% anual. Asimismo, el riesgo de presentar una enfermedad coronaria se estima en un 6% durante el primer año y posteriormente, en un 4,6% anual tras un primer episodio de ictus (Lancet. 2007).

## 1.000.000 de personas

Hacen su primer ECV 1250 personas por año y hay 350 personas que recidivan

| 720 personas fallecen como consecuencia del ECV o por sus complicaciones | 880 personas sobreviven a los 6 meses |

| 640 personas vuelven a su domicilio | 220 personas requieren algún tipo de apoyo institucional o internacional |

| 240 personas necesitan ayuda para las tareas cotidianas | 426 personas se recuperan, el 30% con secuelas del ECV |

*Reporte mundial de personas según la O.M.S (2014)*

# BIBLIOGRAFÍA

1. http://www.sign.ac.uk/pdf/sign64.pdf
2. http://www.nhmrc.gov.au/publications/synopses/_files/cp105.pdf
3. http://www.clinicalstudyresults.org/documents/company-study_9523_0.pdf
http://profed.heartandstroke.ca/ClientImages/1/Dysphagia%20Booklet%20FINAL%2020050203.pdf
http://www.nice.org.uk
4. http://www.sign.ac.uk/pdf/sign86.pdf
5. https://www.agemed.es/
6. www.ebrsr.com
7. www.ebrsr.com
8. www.guiasalud.es
9. https://grupolasmimosas.com/aviso-legal/.
10. Manual SERMEF de Rehabilitación y Medicina Física. Ed Panamericana. 2006. Madrid
11. Miranda Mayordomo. Rehabilitación Médica. Aula Médica. Madrid. 2004.
12. Zarranz. Neurología. Elsevier. 4ª Ed. Madrid. 2008 4. Criterios de decisión en Medicina Física y Rehabilitación. Trabajo del grupo Rhône Alpes y FEDMERR (Validado en el Congreso Burdeos 2001)
13. Carod-Artal. Escalas específicas para la evaluación de la calidad de vida en el ictus. Rev Neurol 2004; 39 (11): 1052-1062
14. Xhardez. Vademécum de kinesioterapia y de reeducación funcional. 4ª Ed. El Ateneo. Buenos Aires.. 2002.
15. Dobkin BH. Strategies for stroke rehabilitation. Lancet Neurol. 2004; 3: 528-36 8. Goodglass H. Evaluación de la afasia y de los trastornos relacionados. Ed. 3ª, Ed. Panamericana. Madrid 2005
16. Montaner. Alvarez Sabin. La escala de ictus del National Institute of Health (NIHSS) y su adaptación al español. Neurología 2006. 21; (4): 192- 202

# DE LA MISMA EDITORIAL

# Manual de Maniobras QUIRÚRGICAS

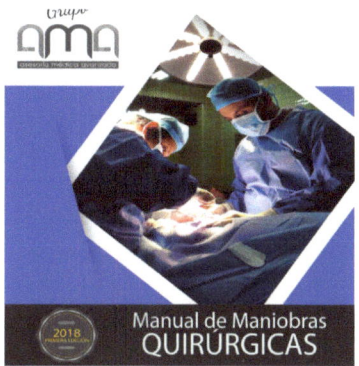

**Dr. Christian Pais** (Editor)
J. Alvarez, D. Armas, J. Campoverde, S. Chaves, V. Condor D. Cordova, M. Briceño, G. Guerrero, A. Iñiguez, D. Jarrín, L. Garcia.

Este libro va dirigido a todo el equipo humano que hace posible el funcionamiento eficiente de un quirófano. No de menos importancia es el conocimiento de la infraestructura y el instrumental con el que se encuentra equipado y que deberá ser empleado en forma adecuada.

Cada día enfrentamos a gérmenes más resistentes, por lo que la asepsia y la antisepsia son tema de actualidad. La desinfección de manos y el aislamiento aséptico son las medidas más efectivas para combatir estos gérmenes y los altos costos que representa tratarlos.

Muy interesante y digno de recalcar son las pautas que nos ofrece el libro sobre la diéresis y disección de las diversas capas desde la piel hasta el tejido óseo, disecciones complejas, microcirugía y manipulación visceral. El operar en forma aséptica, limpia, delicada, sin maltratar los tejidos es la base del principio clásico de "primum non nocere".

# Entendiendo la tiroides: un libro para el paciente

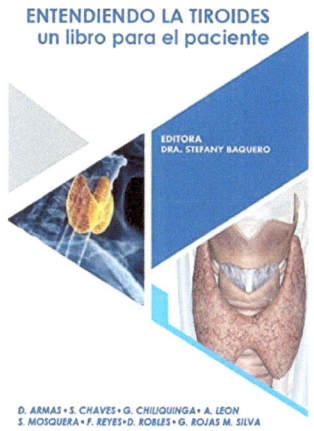

La tiroides es una de las glándulas más interesantes del sistema endocrino, que es en sí mismo un sistema regulador que fascina cuando empezamos a comprender sus alcances en todo el cuerpo humano. Entendiendo la tiroides se presenta como una guía cuya lectura ayuda al paciente a entender su condición y esperamos que brinde la serena tranquilidad que surge del conocimiento.

# Guía Terapéutica para la Práctica Médica General

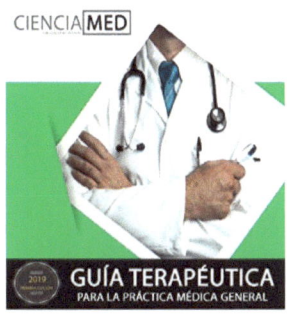

El presente texto está dirigido a estudiantes de medicina, médicos y personal de salud en general. El lector encontrará los fundamentos básicos para el correcto desempeño profesional en el área médica general, así como también los cuidados del paciente.

www.ingramcontent.com/pod-product-compliance
Lightning Source LLC
Chambersburg PA
CBHW041134200526
45172CB00019B/1180